DHstyle 増刊号

書き込み式

歯科衛生士のための
感染管理のきほん

【編著】
柏井伸子

【著】
入江悦子
佐藤繭美
佐藤久美子
早川 幸
太田知歩
山口千緒里

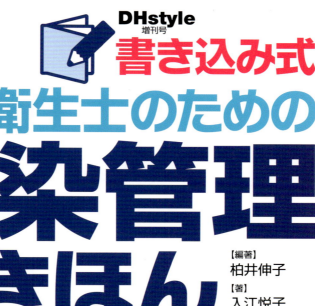

Introduction

感染管理は誰のため？

近年、わが国では人生100年時代といわれています。厚生労働省の発表によると、平均寿命は昭和22年（1947年）では男性50.06年、女性53.96年でしたが、平成29年（2017年）では男性81.09年、女性87.26年となっています。これは、以前のような感染症による死亡が減少し（平成12年では2.1%）、悪性新生物（がん）や心疾患、脳血管疾患などの慢性疾患である生活習慣病がその多くを占めるようになったためと考えられます。さらに、平成30年の統計調査では、感染症および寄生虫症による死亡総数が占める割合は1.8%であり、悪性新生物27.4%、心疾患15.3%、脳血管疾患7.9%と比較すると、いかに日本人の感染症による死亡が減少したかを示しています[1]。

一方、2017年に菌血症の発症リスクに注目した、「感染性心内膜炎の予防と治療に関するガイドライン」が作成されています[2]。そのなかで「感染性心内膜炎（IE infective endocarditis）とは、弁膜や心内膜、大血管内膜に細菌集蔟を含む疣腫（vegetation）を形成し、菌血症、血管塞栓、心障害などの多彩な臨床症状を呈する全身性敗血症性疾患である」と定義されており、歯科関連については、「NBTE（nonbacterial thrombotic endocarditis：非細菌性血栓性心内膜炎）を有する例において、歯科処置、耳鼻咽喉科的処置、婦人科的処置、泌尿器科的処置などにより一過性の菌血症が生じると、NBTEの部位に菌が付着・増殖し、疣腫が形成されると考えられている」としています。さらに、菌血症を起こす歯科処置として、「抜歯・出血を伴う口腔外科処置やインプラント治療・スケーリング・感染根管治療」と具体例を挙げています（表1）。

わが国では高齢化が進み、糖尿病や心疾患などの易感染性疾患を有する患者さんたちが増え、上記のような処置が日常的に行われます。感染をいかに防ぎ、患者さんと医療従事者の安全性を確保できるかという観点から臨床行為を見つめることが、よりいっそう重要な時期にきていると思われます。そのために必要な感染管理の知識を、本書でいっしょに再確認＆アップデートしましょう。

2019年11月

柏井伸子

表❶ IE（感染性心内膜炎）高リスク患者における、各手技と予防的抗菌薬投与に関する推奨とエビデンスレベル（参考文献[2]より引用改変）

抗菌薬投与	状況	推奨クラス	エビデンスレベル
予防的抗菌薬投与を行うことを強く推奨する	▪ 歯科口腔外科領域：出血を伴い、菌血症を誘発するすべての侵襲的な歯科処置（抜歯などの口腔外科手術、歯周外科手術、インプラント手術、スケーリング、感染根管処置など） ▪ 耳鼻科領域：扁桃摘出術、アデノイド摘出術 ▪ 心血管領域：ペースメーカや植込み型除細動器の植込み術	I	B
抗菌薬投与を行ったほうがよいと思われる	▪ 局所感染巣に対する観血的手技：膿瘍ドレナージや感染巣への内視鏡検査・治療（胆道閉塞を含む） ▪ 心血管領域：人工弁や心血管内に人工物を植え込む手術 ▪ 経尿道的前立腺切除術：とくに人工弁症例	IIa	C
予防的抗菌薬投与を行っても構わない。ただし、IEの既往がある症例には予防的抗菌薬投与を推奨する	▪ 消化管領域：食道静脈瘤硬化療法、食道狭窄拡張術、大腸鏡や直腸鏡による粘膜生検やポリープ切除術、胆道手術 ▪ 泌尿器・生殖器領域：尿道拡張術、経腟分娩、経腟子宮摘出術、子宮内容除去術、治療的流産、人工妊娠中絶、子宮内避妊器具の挿入や除去 ▪ 心血管領域：心臓カテーテル検査、経皮的血管内カテーテル治療 ▪ 手術に伴う皮膚切開（とくにアトピー性皮膚炎症例）	IIb	C
予防的抗菌薬投与を推奨しない	▪ 歯科口腔外科領域：非感染部位からの局所浸潤麻酔、歯科矯正処置、抜髄処置 ▪ 呼吸器領域：気管支鏡、喉頭鏡検査、気管内挿管（経鼻・経口） ▪ 耳鼻科領域：鼓室穿孔時のチューブ挿入 ▪ 消化管領域：経食道心エコー図・上部内視鏡検査（生検を含む） ▪ 泌尿器・生殖器領域：尿道カテーテル挿入、経尿道的内視鏡（膀胱尿道鏡、腎盂尿管鏡） ▪ 心血管領域：中心静脈カテーテル挿入	III	B

【参考文献】

1）厚生労働省：平成30年（2018）人口動態統計月報年計（概数）の概況. https://www.mhlw.go.jp/toukei/saikin/hw/jinkou/geppo/nengai18/dl/gaikyou30.pdf#search

2）合同研究班参加学会（編）：感染性心内膜炎の予防と治療に関するガイドライン（2017年改訂版）. http://www.j-circ.or.jp/guideline/pdf/JCS2017_nakatani_h.pdf#search

Introduction 柏井伸子 4

1章 感染管理のきほんのき

1	器材に優しい再生処理方法	柏井伸子	10
2	廃棄物の処理	柏井伸子	14
3	洗浄	柏井伸子	18
4	消毒	柏井伸子	22
5	滅菌	柏井伸子	26
6	保管	柏井伸子	30
7	一般診療における器材の処理	入江悦子	34
8-1	フッ化物塗布・小窩裂溝填塞	入江悦子	38
8-2	スケーリング・ルートプレーニング	入江悦子	42
8-3	保存処置（CR充填と歯内療法）	入江悦子	46
8-4	補綴処置（印象採得、補綴物装着など）	入江悦子	50
8-5	義歯調整	入江悦子	54
9-1	外科処置における器材の処理	入江悦子	58
9-2	抜歯	入江悦子	62
9-3	歯周外科	入江悦子	66
10	歯科用ハンドピースの取り扱い	柏井伸子	70

2章 手指衛生と身支度

1	非観血処置時の手指衛生	佐藤繭美	76
2	観血処置時の手指衛生	佐藤繭美	80
3	個人防護具の必要性	佐藤繭美	84
4	非観血処置時の身支度	佐藤繭美	88
5	観血処置時の身支度	佐藤繭美	92
6	器材の再生処理時の身支度など	佐藤繭美	96

CONTENTS

3章 インプラント治療

1. 術前準備 …… 佐藤久美子 102
2. 術中介助時の注意点 …… 佐藤久美子 106
3. 術後処理 …… 佐藤久美子 110

4章 矯正歯科治療

1. 感染管理に配慮した事前指導 …… 早川 幸 116
2. 矯正器具の特徴に配慮した再生処理方法 …… 早川 幸 120
3. 可撤式矯正装置の注意点 …… 早川 幸 124

5章 訪問歯科診療

1. 訪問歯科診療の準備 …… 太田知歩 130
2. 訪問先での注意点 …… 太田知歩 134
3. 訪問歯科診療時の器材の運搬と処理方法 …… 太田知歩 138

6章 感染管理にかかわる検証の必要性

- 日常臨床における疑問の検証 …… 山口千緒里 144

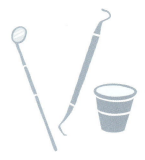

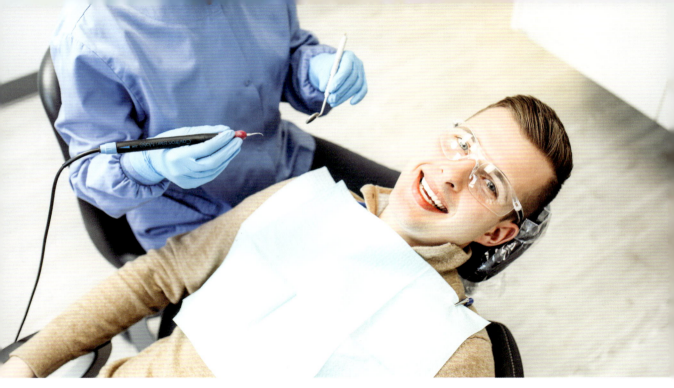

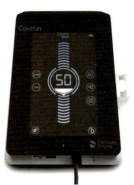

Cavitron Touch®
Ultrasonic Scaling System

タッチパネル、数値化によるパワーレベルコントロール、360°回転ハンドピース、軽量化ハンドピースケーブルなど、新しい機能が搭載されたキャビトロン最新機種。

Cavitron®
Ultrasonic Inserts

わずか10種類のラインナップで縁上・縁下の歯石・バイオフィルム、着色からインプラントメンテナンスまで対応可能。インサートチップは抜差しで簡単交換。

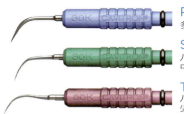

Powerline
多量の歯石除去用

Slimline
バイオフィルムおよび
中程度までの歯石除去用

Thinsert
バイオフィルムおよび
少量の歯石除去用

販売名：キャビトロン タッチ　認証番号：230AIBZX00002000　一般的名称：歯科用多目的超音波治療器　クラス分類：管理医療機器（クラスⅡ）・特定保守管理医療機器

マグネット式超音波スケーラーを選ぶ

デンツプライシロナ株式会社
本　社／〒106-0041 東京都港区麻布台1-8-10 麻布偕成ビル　📞 0120-789-123　www.dentsplysirona.com

THE DENTAL
SOLUTIONS
COMPANY

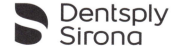

感染管理のきほんのき

- 1 器材に優しい再生処理方法
- 2 廃棄物の処理
- 3 洗浄
- 4 消毒
- 5 滅菌
- 6 保管
- 7 一般診療における器材の処理
- 8-1 フッ化物塗布・小窩裂溝塡塞
- 8-2 スケーリング・ルートプレーニング
- 8-3 保存処置（CR充塡と歯内療法）
- 8-4 補綴処置（印象採得、補綴物装着など）
- 8-5 義歯調整
- 9-1 外科処置における器材の処理
- 9-2 抜歯
- 9-3 歯周外科
- 10 歯科用ハンドピースの取り扱い

器材に優しい再生処理方法

㈲ハグクリエイション　口腔科学修士　歯科衛生士　**柏井伸子**

「再生処理」とは、使用済み器材を再使用するための処理の総称で、洗浄・消毒・滅菌・保管という作業になります。

医療用具は、単回使用の「ディスポーザブル製品（以下、ディスポ製品）」と複数回使用する「リユース製品」に分けられます。使用後、ディスポ製品は「分別→廃棄」、リユース製品は「分別→洗浄→すすぎ→乾燥→潤滑→消毒または滅菌→保管」で処理されます（図1）。処理に使用する器材の手入れも重要です。

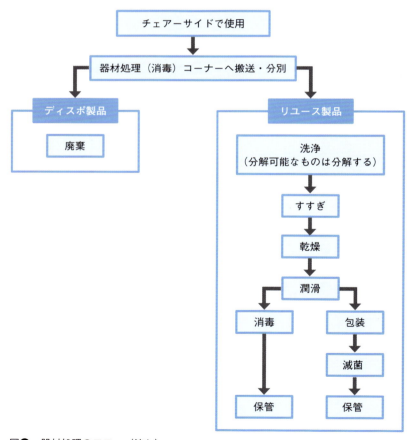

図❶　器材処理のフロー（流れ）

Q1 あなたの施設では、リユース製品をどのように手入れしていますか？

チェアーサイドで使用した抜歯鉗子や持針器などの関節（ヒンジ）のある器材を器材処理（消毒）コーナーで洗浄した後、消毒または滅菌する前にやるべき処理は何でしょうか？

Q2 あなたの施設では、滅菌器をどのように手入れしていますか？

器材処理の洗浄・消毒・滅菌では、いろいろな器械を用いますが、その器械自体の手入れも必要です。使用している器械を挙げて、必要な手入れを書き出してみましょう。

Q1 A 適切な処理・手入れ

　ミラーなどの鋼製小物は、鉄やニッケル、クロムからなるステンレス鋼で作られ、炭素を1.2％以下、クロムを15％以上含む鋼と定義されており、錆びにくい合金鋼です。クロムの特性として、表面に「不動態皮膜」が形成されて腐食しにくい状態となることが挙げられます。この不動態皮膜は適切な処理によって強化されますが、塩素との接触で腐食が生じやすく、器材表面にできた微細な孔が徐々に大きく深くなります（孔食）[1]。

　持針器や抜歯鉗子、ピンセットの内側に変色や錆びが生じた場合には、錆び取りを行います（**図2**）。これらは錆びていなくても摩擦熱によって劣化するため、潤滑が必要です（**図3**）。

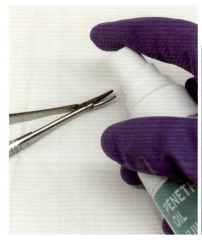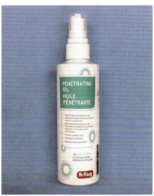

図❷　錆びた持針器への錆び取り材（IMS オイル：Hu-friedy）の使用

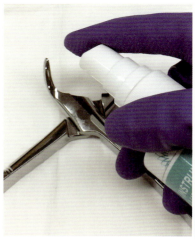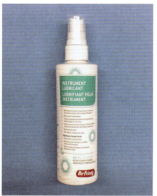

図❸　関節（ヒンジ）のある器材への潤滑材（IMS 潤滑スプレー：Hu-friedy）の使用

Q2 器械の手入れ

A 洗浄・消毒・滅菌の詳細については後述しますが、その処理には作業者が直接行う用手と、器械によるものがあり、洗浄・消毒にはウォッシャーディスインフェクター（WD）や滅菌器を用います。「感染管理」と聞いて、「滅菌」をイメージする方も多いと思いますが、その滅菌を適切に行うためにも、用いる器械の手入れは重要です。

滅菌を行う際は、おもに滅菌バッグを使用します。滅菌バッグには、セルフシールのもの（**図4**）とヒートシーラーでシールするものがあります（**図5**）。ヒートシーラーはその名のとおり、熱で溶かされた滅菌バッグのフィルムを紙に圧接し、食い込ませてシールします。そのため、ヒーター部分に焼け焦げがあるとフィルムの溶け加減が不均一となり、バッグが開いてしまう「破袋」に繋がります（**図6**）。ヒーター部分の手入れはゴシゴシ擦るのではなく、汚れを軽く拭き取るようにします。

また、滅菌器も正常に稼働するためには適切なメンテナンスが必要です。ドアの内側や内部（チャンバー）を、水で湿らせた軟らかいタオルで軽く拭き取ります（**図7**）。その際、くれぐれも火傷をしないように注意してください。

【参考文献】
1）日本医療機器学会メンテナンスマニュアル出版委員会：歯科用器材の再生処理 器材の性能を長期間維持するために．日本医療機器学会（監），2017．

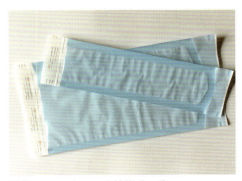

図❹ セルフシールの滅菌バッグ

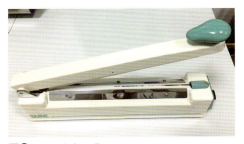

図❺ ヒートシーラー

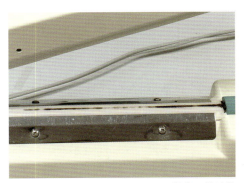

図❻ ヒートシーラーのヒーター部分の焼け焦げ。焼け焦げがあるとシール時に不均一となり、破袋に繋がるおそれがある

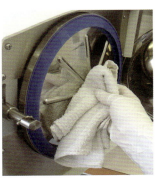

図❼ 滅菌器の手入れ

2 廃棄物の処理

㈲ハグクリエイション　口腔科学修士　歯科衛生士　**柏井伸子**

　環境省の通達では、医療関係機関などからの廃棄物は、医療行為によって生じる「感染性廃棄物」と「非感染性廃棄物」、およびそれら以外から生じる非感染性廃棄物に分類されています（図1）[1]。

　「感染性廃棄物」とは、「医療関係機関等から生じ、人が感染し、若しくは感染するおそれのある病原体が含まれ、若しくは付着している廃棄物又はこれらのおそれのある廃棄物をいう」[1]とされています。そして、医療廃棄物の処理は「廃棄物の処理及び清掃に関する法律」という法で定められています。

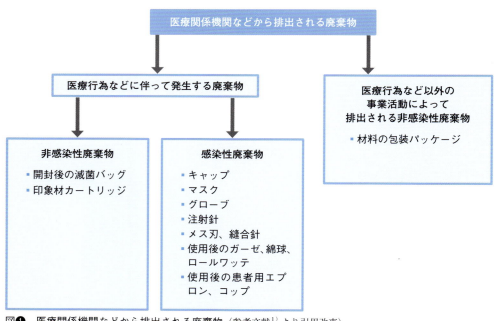

図❶　医療関係機関などから排出される廃棄物（参考文献[1]より引用改変）

Q1 あなたの施設での感染性廃棄物の種類と取り扱い上の注意点を挙げてみましょう。

注意するためには、まず、何が感染性を有する器材なのかを認識する必要があります。次にその特徴を踏まえ、安全性に配慮した対処方法を考えていきましょう。

Q2 あなたの施設での感染性廃棄物の処理手順を書き出してみましょう。

器材処理のフローにおいては、「分別」の段階でディスポ製品かリユース製品かを判断しますが、感染性廃棄物はすべてディスポ製品扱いで、「廃棄」となります。

Q1 A 標準予防策

　以前は、肝炎などの感染症や全身疾患を有する患者さんを他の方々と分けた対応がとられてきました。しかし、1996年にCDC（Centers for Disease Control and Prevention：米国疾病予防管理センター）が感染症・非感染症で区別してはならないという標準予防策（スタンダード・プリコーション）を提唱しました[2]。これは、すべての患者さんの血液・体液・喀痰・便・尿・膿・粘膜・傷のある皮膚を感染の可能性があるものとして対応することを推奨しており、感染症を有すると自己申告がない患者さんに使用した器材であっても、血液・唾液・組織片が付着したものは感染性を有していると考えるというものです。

　では、歯科の臨床現場において、具体的にどのようなものに、どのような対応が必要でしょうか？　最も注意が必要な場面は、観血処置です。切開のためのメス刃や麻酔のための注射針など、鋭利で刺傷しやすい器材が多く使用されています（**図2**）。観血処置中やその後の器材処理においては、ディスポ製品とリユース製品の分別を的確に行います（**図3**）。

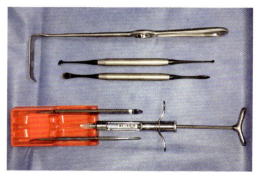

図2　メス刃や注射針での術中の針刺し事故防止策。危険物の位置を明確化し隔壁を作ることで、直接接触しないようにできる

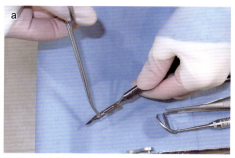 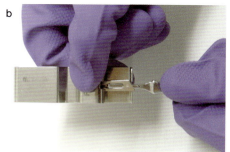

図3　安全性を確保して廃棄処理を行う。メス刃操作時は、指で把持せず器材を用いる。a：ペアンを使用（持針器は先端の内側に針把持のための「インサート」という層があり、メス刃で傷つける危険性があるため用いない）、b：メス刃リリース用器材（ブレードリムーバー：Hu-friedy）

Q2 廃棄物の適正な処理

医療関係機関には廃棄物の排出事業者としての責任があり、環境への影響にも配慮しなければなりません。前述の環境省のガイドラインにおいては、「廃棄物の減量その他その適正な処理の確保等に関し国及び地方公共団体の施策に協力しなければならない」[1]とされており、専門の取扱事業者と収集の契約をします。

歯科処置により発生する廃棄物には、唾液・血液が付着したワッテ・綿球・ガーゼ・抜去歯・縫合用針付き縫合糸・グローブなどがあります。分別する際には注射針・メス刃・縫合針などのシャープな器材や血液・唾液が付着したガーゼなどの感染性廃棄物と非感染性廃棄物を分け、専用の容器に廃棄します（**図4、5**）。

【参考文献】
1) 環境省 環境再生・資源循環局：廃棄物処理法に基づく感染性廃棄物処理マニュアル．2018.
2) Centers for Disease Contorol and Prevention: Standard Precautions, Oral Health. https://www.cdc.gov/oralhealth/infectioncontrol/summary-infection-prevention-practices/standard-precautions.html

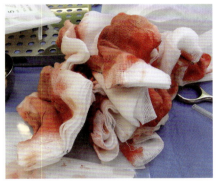
a：血液が付着したワッテ・綿球・ガーゼ

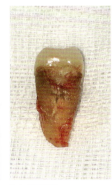
b：抜去歯

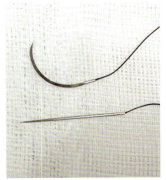
c：縫合用針付き縫合糸

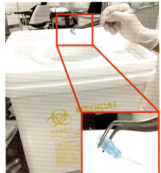
d：注射針

図❹ a～d　感染性廃棄物処理時は、接触や針刺しに注意する

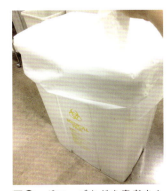
図❺　グローブなどを患者さんごとに交換するため、大量の廃棄物が出る

3
洗 浄

㈲ハグクリエイション　口腔科学修士　歯科衛生士　**柏井伸子**

　肌や車の手入れの場合には、まず最初にメイクや泥汚れなどをきれいに落としますが、それは医療用の器材も同じです。付着した汚染物をいかに除去できるかにより、次の消毒または滅菌効果に大きく影響します。適切なメイク落としや洗車用洗剤を選ぶように、器材にダメージを与えることなく、短時間で効率よく除染できる洗剤を選択・使用することにより、汚染物に潜んでいる微生物を排除できます。また、洗浄を行う際は自身が感染しないような準備も必要です（図1）。

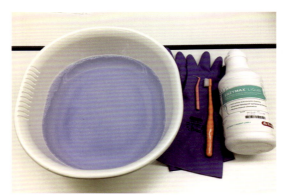

図❶　針刺し事故防止に配慮した用手洗浄時の必要物品。左から、浸漬用容器、歯間ブラシと歯ブラシ、ニトリルユーティリティグローブとタンパク質分解酵素入り中性洗浄剤・エンザイマックス（ともにHu-friedy）

あなたの施設では、どのような洗剤を使用していますか？

洗浄に使用する洗剤には、pH値が中性（約7.0）と弱アルカリ性（約9.0）のものがあり、形状は液体や固形、粉末があります。使用している洗剤を書き出して、そのpH値や用法、用量も書き留めてみましょう。「濃ければよい」というわけではないので、正確に計量しましょう。

 あなたの施設での洗浄方法は、用手ですか？　器械ですか？

洗浄方法には、用手洗浄（手洗浄）と器械洗浄（超音波洗浄器やウォッシャーディスインフェクター：WD）があります。それぞれの方法において、洗浄効果をどのように確認できるのかを挙げてみましょう。ちなみに、器械洗浄の際には、必ず工程の検証が必要です。

3　洗浄

Q1 洗浄に用いる洗剤の種類

A 多くの洗剤には、効果的に除染するため、親水基と親油基という界面分子を含む界面活性剤が含有されています。洗剤が水に溶けると親油基が汚染物を包み込み、水の中へ引き出します[1]。器材には重量の軽減や操作性を考慮し、ステンレスだけではなく、部分的にアルミニウムや真鍮が使用されている場合があり、弱アルカリ性洗剤の使用によって白濁することがあります。また、タンパク質を効果的に分解できるように、アミラーゼやリパーゼなどの酵素を含む洗剤もありますので、お勧めです（図2、3）。

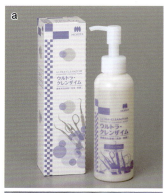
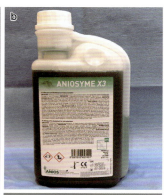
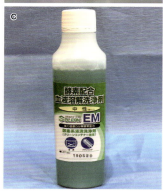
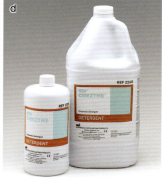

図❷ アミラーゼなどの酵素が配合された中性洗剤。a：ウルトラ・クレンザイム（モリタ）、b：アニオザイム（アニオス）、c：SクリーンEM（クリーンケミカル）、d：サイデザイム（ジョンソン・エンド・ジョンソン）

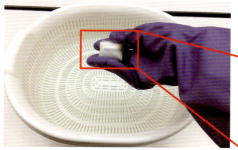

図❸ 固形洗剤の保管は湿度の影響を避ける

Q2 洗浄方法の種類と効果の確認

A 洗浄方法には、用手洗浄と器械洗浄があります。用手洗浄の際には、針刺し事故と血液や唾液などの飛沫の曝露に注意が必要です。また、器械洗浄には、超音波洗浄器と自動洗浄消毒器があり、洗浄のみと熱水による消毒ができるもの（WDを使用できるもの）に分けられます。

どの洗浄方法を用いるにしても、洗浄効果の確認が必要です。具体的には、色素染色判定法（図4）や拭き取り判定法、抽出判定法があり、洗浄プロセスが確実に実行されたか否かを検証するインジケータ（図5、6）を使用します[2]。

【参考文献】
1）日本医療機器学会（監）：改訂第4版 医療現場の滅菌．へるす出版，東京，2014．
2）日本医療機器学会：医療現場における滅菌保証のガイドライン2015．2015．

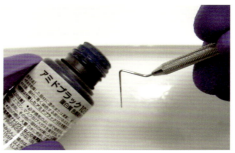

図❹　色素染色判定法に用いる試薬は酢酸含有のため、吸引しないように注意する

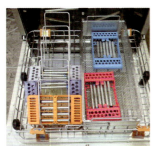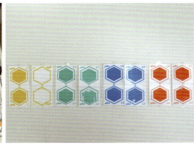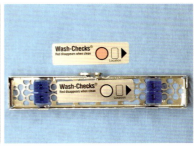

図❺　WD用のインジケータ。中央：gke 洗浄工程モニタリングインジケータ（名優）、右：IMS クリーニングモニター ウォッシャーディスインフェクター用（Hu-friedy）

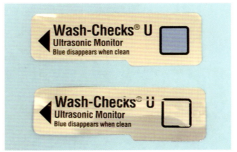

図❻　超音波洗浄器用インジケータ（IMS クリーニングモニター 超音波洗浄器用：Hu-friedy）

4 消毒

㈲ハグクリエイション　口腔科学修士　歯科衛生士　**柏井伸子**

　洗浄後は、消毒または滅菌を行います。ここでは、「または」というのがポイントです。「消毒は、病原性を有する微生物を殺滅すること」、「滅菌は、すべての微生物を殺滅すること」であり、滅菌のほうがより安全性が高まります[1]。滅菌する前に消毒をすることは、消毒薬購入の費用がかさむだけではなく、作業者の労力や時間の無駄に繋がります。ただし、洗浄後の段階では、器材には病原性を有する微生物が残留している危険性もあり（図1）、器材に作業者の手指のタンパク質が付着することも考えられます（図2）。そのため、作業者はグローブを着用して、感染しないように十分に配慮します。

　また、少し難しいのが洗剤と消毒薬の使い分けです。汚染物を洗浄するためには洗剤を、病原性微生物を殺滅するためには消毒薬を用います。器材に汚染物が付着している状態で消毒薬を接触させると、タンパク質が凝固して器材に固着してしまい、腐食の原因になったり、消毒薬が汚染物直下の器材表面まで浸透できずに消毒効果が得られないなどが懸念されます。消毒薬の種類とその適用範囲を理解し、適切に使用しましょう。

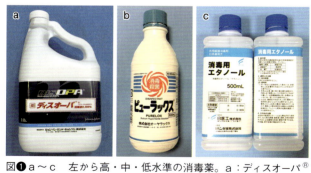

図❶ a～c　左から高・中・低水準の消毒薬。a：ディスオーパ®（ジョンソン・エンド・ジョンソン）、b：ピューラックス®（オーヤラックス）、c：消毒用エタノール「ヤクハン」（日医工）

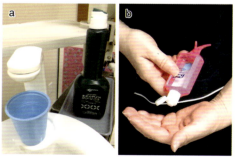

図❷ a、b　生体に使用する消毒薬。a：口腔内（ネオステリングリーンうがい液0.2％；日本歯科薬品）、b：手指（ピュレルゴージョー MHS；ゴージョージャパン）

あなたの施設では、どのような消毒薬を使用していますか？

医療施設で使用する薬品には毒物・劇物もあり、保管には「遮光」や「冷暗所」と指定されているものもあります。使用している消毒薬の種類とその使用期限、適切な管理方法を書き出しましょう。

どのような場面で、消毒薬を使用しますか？

消毒薬を使用する場所がチェアーサイドなのか、器材処理（消毒）コーナーなのかで、使用する種類が異なります。それぞれの場面で使用する消毒薬と使用上の注意点などを書き出しましょう。

【チェアーサイド】

【器材処理（消毒）コーナー】

4 消毒

Q1 A　消毒薬の種類と使い分け

消毒薬は、どの程度の微生物に対して効果があるのかを基準として、「高水準」、「中水準」、「低水準」の3段階に分けられます（**表1**）[2]。

また、対象が器材なのか（図1）、口腔内や手指などの生体なのか（図2）によっても使い分けなければなりません。ただし、アルコールに関しては、器材にも生体にも使用しますので、対象に合わせて適切な接触時間にて用います。器材に高水準消毒薬を使用する場合には、残留による生体への化学的熱傷を生じないように、十分にすすいで乾燥させてから保管します。

表❶　おもな消毒薬の抗菌スペクトル（参考文献[2]より引用改変）

分類	消毒薬一般名	グラム陽性菌		グラム陰性菌		真菌		抗酸菌（結核菌など）	ウイルス				芽胞
		一般細菌	MRSA 表皮ブドウ球菌	一般細菌	ブドウ糖非発酵グラム陰性桿菌[※1]	酵母菌	糸状菌		エンベロープ有[※2]	HIV HCV	HBV	エンベロープ無[※3]	
高水準消毒	過酢酸	○	○	○	○	○	○	○	○	○	○	○	△
	グルタラール	○	○	○	○	○	○	●	○	○	○	○	△
	フタラール	○	○	○	○	○	○	○	○	○	○	○	△
中水準消毒	次亜塩素酸ナトリウム	○	○	○	○	○	△	○	○	○	○	○	△
	ポビドンヨード	○	○	○	○	○	○	○	○	○	○	○	×
	消毒用エタノール	○	○	○	○	△	△	○	○	○	△	△	×
	イソプロパノール	○	○	○	○	△	○	○	○	○	△	△	×
低水準消毒	クロルヘキシジングルコン酸塩	○	●	●	●	●	△	×	△	×	×	×	×
	ベンザルコニウム塩化物	○	●	●	●	○	△	×	△	×	×	×	×
	塩酸アルキルジアミノエチルグリシン（両性界面活性剤）	○	●	●	●	○	△	△	△	×	×	×	×

○：有効
●：常用温度、短時間または規定時間の接触で抵抗性を示す菌が報告されている
△：一部有効または効果が劣る
×：無効
※1：緑膿菌、セパシア菌など
※2：インフルエンザウイルス、ヘルペスウイルスなど
※3：ノロウイルス、ロタウイルス、アデノウイルス、エンテロウイルス、コクサッキーウイルスなど

24　1章　感染管理のきほんのき

Q2 消毒薬の使用と注意点

A 器材の消毒は、軟組織を穿通、あるいは骨に接触する可能性のある高感染リスク（critical：外科用器具・スケーラー・歯科用バーなど）、口腔粘膜あるいは創傷のある皮膚と接触する可能性のある準高感染リスク（semi-critical：歯科用口腔内ミラー・充填用器具・印象用トレー・ハンドピースなど）、創傷のない健常皮膚に接する低感染リスク（noncritical：X線のコーン・血圧計カフ・パルスオキシメーターなど）に分けられます。

高感染リスク器材には滅菌を、準高感染リスク器材には高水準消毒薬での消毒を、低感染リスク器材には低水準消毒薬での消毒を行い、明確に血液、体液などで床が汚染された場合には、それらを物理的に拭き取るなどして除去し、1,000ppm（0.1％）の次亜塩素酸ナトリウム液を用いて清拭消毒します[3]。ただし、物理的な除去が行えない場合には、5,000〜1,000ppm（0.5〜1％）の次亜塩素酸ナトリウム液を用い、中水準消毒薬として0.1％次亜塩素酸ナトリウムで消毒します[4]。

また、消毒薬使用時に注意が必要なのは、汚染物が十分に洗浄されているかどうかです。消毒薬を接触させると微生物を構成するタンパク質が変性し、不活性化させられます。しかし、唾液・血液・組織片などが残留していると、器材自体への消毒薬の接触が不十分になる危険性があり、製造者も「本剤は血清、膿汁等の蛋白質を凝固させ、内部にまで浸透しないことがあるので、これらが付着している医療機器等に用いる場合には、十分に洗い落としてから使用すること」と注意喚起しています（図3）。

根管治療の際に、リーマーやファイルをアルコールワッテで拭き取ったり、デブライドメントで使用中のキュレットの先端をアルコールガーゼで拭うと汚染物を固着させてしまうため、滅菌精製水などを活用しましょう（図4）。

【参考文献】

1) JA Molinari：Cotton's Practical Infection Control in Dentistry. Wolters Kluwer, 2010.
2) 柏井伸子（編著），前田芳信（監）：増刷改訂版 歯科医院の感染管理 常識非常識．クインテッセンス出版，東京，2016．
3) 日本歯科医学会（監）：エビデンスに基づく一般歯科診療における院内感染対策．永末書店，京都，2007．
4) Centers for Disease Contorol and Prevention: Guideline for Hand Hygiene in Health-Care Settings, MMWR, 51（16）：2002.

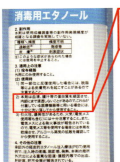

図❸ 消毒薬のパッケージにも、汚染物を十分に洗浄してから使用するよう、注意喚起が明記されている

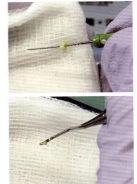

図❹ アルコールの不適切な使用例。アルコールワッテやガーゼで拭うと汚染物を固着させるおそれがあるため、滅菌精製水を活用する

5
滅 菌

㈲ハグクリエイション　口腔科学修士　歯科衛生士　**柏井伸子**

　毎日の臨床業務で欠くことのできない医療機器のひとつが、「オートクレーブ」と呼ばれる滅菌器です。最も一般的に用いられている滅菌法は高圧蒸気滅菌法で、蒸気を滅菌剤とし、短時間ですべての微生物を死滅させられます。その他にも酸化エチレンガスによるガス滅菌法や、過酸化水素を用いるプラズマ滅菌法があります[1]。

　欧州の滅菌器の分類は、滅菌バッグなどの包装材を用いず、「裸の状態」で被滅菌物を積載するクラスN（naked：図1a）、大型滅菌器と同じサイクルが搭載されているクラスB（big sterilization：図1b）、特定の対象物に対して用いるクラスS（special：図1c）となり[2]、それぞれの用途に合わせて選択します。すなわち、被滅菌物を滅菌状態で保管する必要がない場合には包装材を用いず、ハンドピースやバキュームチップのように、中が空洞の器材（内腔のある器材）では、空気除去後に蒸気を浸透させる必要があり、ハンドピースなどの特定の器材のみに限局されたサイクルでの稼働となります。

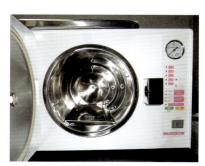
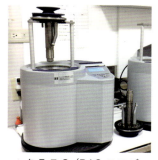

a：クラスN（ナースエース NA-220S；日東産業）
b：クラスB（ICクレーブ；モリタ）
c：クラスS（DACユニバーサル；デンツプライシロナ）
図❶ a〜c　滅菌器の種類

あなたの施設では、被滅菌物をどのように包装していますか？
滅菌包装材には、フィルムと紙でできている滅菌バッグや不織布製のラップ材があります。被滅菌物に確実に蒸気が接触するにはどのように包装したらよいか、どのような点に注意すべきかなどを書き出してみましょう。

 あなたの施設では、どのように「滅菌保証」をしていますか？
滅菌器は、扉を閉めてスイッチを押せば滅菌できる「魔法の箱」ではありません。的確に稼働しているのか、確認をする必要があります。その確認方法と注意点を書き出してみましょう。

Q1 A 被滅菌物の包装

滅菌包装材には、適切な長さでカットして使用する「ロール」タイプと、あらかじめ規定のサイズに切断された「パウチ」タイプがあります（**図2**）。

また、基本セットのように、各歯科医院で使用する内容が決まっているセット組みには、展開するとそのままトレー代わりになり、防水のための薬液やペースト類を滴下することも可能なラップ材を用いると便利です（**図3**）。持針器などのヒンジのある器材は開いて包装し（**図4**）、庫内のすべての被滅菌物に蒸気が接触・浸透するように、詰め込みすぎに注意します（**図5**）。

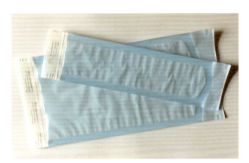

図❷　セルフシールの滅菌パウチ

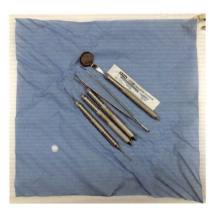

図❸　滅菌されたセット組みとラップ材の使用例

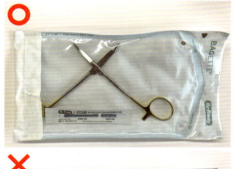

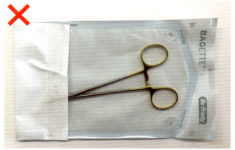

図❹　持針器などのヒンジのある器材は、開いた状態で包装したほうが十分に滅菌される

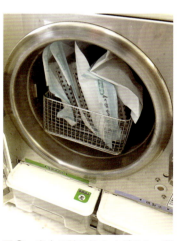

図❺　庫内に詰め込みすぎると、蒸気の浸透が不十分になるおそれがある

Q2 A 滅菌工程の確認

滅菌器はつねに性能が維持されているかどうかの検証が必要で、日常モニタリングとしては化学的・生物学的・物理的インジケータを用いて滅菌工程の確認を行います。

化学的インジケータには、温度・時間・圧力・飽和蒸気などのパラメータへの対応でタイプ1〜6までの分類がされており（**図6**）、被滅菌物の近くに入れて包装します（**図7**）。

また、ボディおよび直径2mm・長さ25cmの中空コイル内の空気が蒸気に置換され、インジケータが変色を示すPCD（Process Challenge Device）を用いて、ハンドピース内部への蒸気浸透を確認します（**図8**）。

【参考文献】
1）日本医療機器学会：医療現場における滅菌保証のガイドライン2015. 2015.
2）日本医療機器学会メンテナンスマニュアル出版委員会（監）：歯科用器材の再生処理. 日本医療機器学会, 2017.

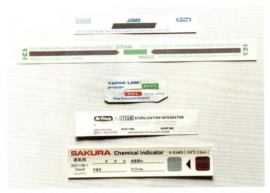

図6 各種高圧蒸気滅菌用インジケータ。上から順に、IMSインジケーターストリップス（Hu-friedy）、ネスコI・C ICSスチーム（モリタ）、ペーパーライン（キヤノンライフケアソリューションズ）、IMSクラス5インテグレーターストリップス（Hu-friedy）、ケミカルインジケータ クラス6 エミュレーティングインジケータ（現在はブラウンTSTコントロールインジケータ134℃/3.5分として販売：サクラ精機）

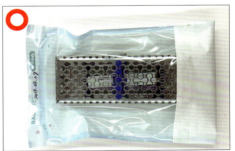
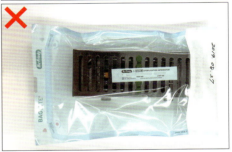

図7 化学的インジケータの使用例。被滅菌物の近くに入れる

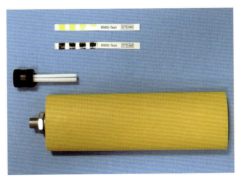
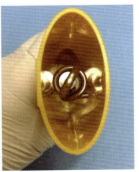

図8 ハンドピースはボディおよび中空コイル内への蒸気浸透が必要

6

保 管

㈲ハグクリエイション　口腔科学修士　歯科衛生士　**柏井伸子**

　医療施設にはさまざまな在庫品が保管されています。薬品類には、消毒薬のように使用期限や遮光・冷暗所などで管理すべき条件が指定されているものもあります。また、滅菌済み器材は、包装内への微生物による再汚染防止や滅菌保証の観点から、床からの湿度の影響を考慮して、床上20cm以上で管理します（図1）[1]。そして、期限内での再使用に留意します。

　では、滅菌物の使用期限はどのように決定すべきでしょうか？　包装材料や形態、保管状況などの影響を受けるため、一律に使用期間を決定することはできず、歯科医院ごとに設定しなければなりません。しかしながら、その検証には滅菌包装材を開封し、微生物検査を行わないかぎり、明確に規定できません。

　そこで日本医療機器学会では、滅菌バッグは1～3ヵ月、不織布は1ヵ月、綿布（モスリン140番の二重包装）は2週間、金属缶は1週間という目安を推奨しています[1]。感染管理の大きな目的の一つに、無駄を省くことが挙げられます。スタッフ全員で過剰な在庫や欠品などに注意しながら、管理するように心がけましょう。

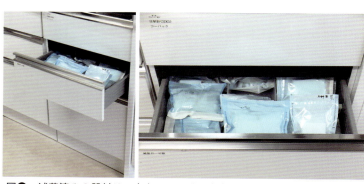

図❶　滅菌済みの器材は、床上20cm以上で保管する。また、再汚染や使用期限に留意する

あなたの施設では、滅菌物をどのように保管していますか？
院内で保管するものは、「滅菌・非滅菌」や「ディスポ・リユース」などの分け方があります。在庫数を把握しやすく、清潔な状態で保管しましょう。

あなたの施設では、滅菌物使用時のルールを決めていますか？
滅菌物の使用期限が切れないように、院内で工夫していることを書き出してみましょう。また、滅菌物の使用期限が切れてしまった場合、どのような手順で処理をすべきかも書いてみましょう。

Q1 「殺菌」と「消毒・滅菌」 それって必要？

A 歯科の臨床現場で多く見かけるものに、紫外線殺菌灯つきの保管庫があります（図2）。紫外線は10〜400nmの電磁波で、UV（ultraviolet light）とも呼ばれ、日焼け止めの表示にも使用されます。紫外線の殺菌作用は、微生物を構成する核タンパク構造に変化を起こして死滅させますが、直進性が高く、透過力は低いという特徴があります。適応としては室内や水、ワクチン、食品材料に対する「殺菌」です[2]。

「殺菌」は一般名称で、「消毒・滅菌」は医療用語となり、科学性が立証されなければなりません。つまり、紫外線殺菌灯つきの保管庫内においては、紫外線が直接接触する部分にはある程度の「殺菌」効果が期待されるものの、接触しない裏側部分などには意味をなさない可能性があります。保管庫内で何をどのように保管するかは、再考する必要があります。

滅菌バッグや不織布で包装・密封されている滅菌物を、紫外線殺菌灯つきの保管庫で保管する必要はあるのでしょうか？　感染管理の目的の一つに「無駄を省く」ことがあり、「やらなければならない」のではなく、「やらなくてもよい」程度に捉えたほうが合理的だと考えます。ただし、滅菌物の保管には、埃などがかからない扉で閉鎖されたスペースが必要なため、紫外線殺菌灯つきの保管庫を使用しているのであれば、そのままでもよいでしょう。ただし、紫外線殺菌灯が切れてしまった際には、電源を切って紫外線殺菌灯を外して、保管庫として使用してはいかがでしょうか（図3）。

その他の保管条件としては、滅菌バッグが折れ曲がったり穴が開いたりしないように注意し、滅菌保証が維持されなければなりません。扉つき保管庫を適切に使用するためには、器材を収納したり取り出したりする際に、必ず完全に閉扉するように注意しましょう。

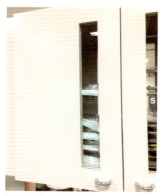

図❷　紫外線殺菌灯つき保管庫

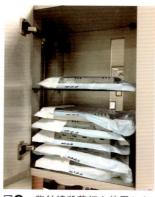 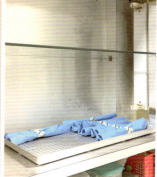

図❸　紫外線殺菌灯を使用しなくても、埃がかからない閉鎖されたスペースであれば、保管庫として使用できる

Q2 滅菌物の使用期限の設定

A　滅菌物の使用期限を守るためには、期限が迫っているものから使用します。保管スペースの「左から」や「上から」などのルールを決めておくとわかりやすくなります（図4）。

滅菌物の使用期限が切れてしまった場合には、内部汚染の危険性を考慮し、開封→洗浄→乾燥→包装→滅菌→保管という手順を踏まなければなりません。使用期限の設定については、時間軸を基準とするTRSM（time related sterility maintenance）と運搬や保管方法などの事象で管理するERSM（event related sterility maintenance）があり、欧米ではERSMが主流となりつつあります[3]。

TRSMでは、期限切れの時点で再生処理に回します。ERSMでは、近年の包装材や医療機器の性能向上により適切な保管がなされているのであれば、長期にわたり安全性が保証されることになります。ただし臨床現場では、滅菌物を濡らしたり、落下による損傷という危険性が考えられ、時間軸で回すほうがより安全ではないでしょうか？　いずれにしても、包装段階において滅菌工程中のインク浸透を避け、シールの外側に滅菌作業日の日付または使用期限を記載します（図5）。

TRSMで管理する際には、使用期限内で使用するように、院内でのルール策定を提案します。たとえば「棚の上から」（図4a）や、「棚の手前から」（図4b）、「引き出しの左上から」（図4c）など、スタッフ間で効率よく実践できる方法を検討しましょう。

【参考文献】
1）日本医療機器学会：医療現場における滅菌保証のガイドライン2015．2015．
2）最新医学大辞典編集委員会（編）：最新医学大辞典　第3版．医歯薬出版，東京，2005．
3）日本医療機器学会（監）：改訂第4版 医療現場の滅菌．へるす出版，東京，2014．

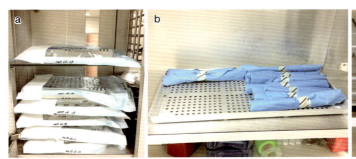

図❹　滅菌の期限内に使用するようにルールを決めておく。a：棚の上から、b：棚の手前から、c：引き出しの左上から

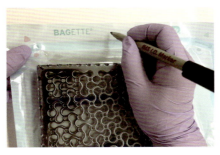

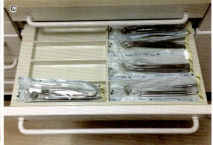

図❺　シールの外側に滅菌作業日または使用期限を記載しておく

7 一般診療における器材の処理

埼玉県・入江歯科医院　歯科衛生士　**入江悦子**

　一般歯科治療における器材の処理は、スタンダード・プリコーションに則って行います。使用済み器材は、患者さんの血液・唾液・組織片などで汚染されています。そのため、適切な処理を行わなければ、患者さんおよび医療従事者が感染する危険性があり、洗浄・消毒・滅菌・保管の4つのプロセスを行わなければなりません（図1）。まずは十分な洗浄を行い、感染のリスクを下げましょう。不十分な洗浄ではタンパク質などの汚れが残留し、その後の消毒・滅菌も不完全なものになってしまいます。

　また、洗浄後の消毒・滅菌は、どのようにすればよいのでしょうか。消毒薬を適切に使用するための判断基準に、スポルディングの分類（表1）があります。これは使用目的と使用部位への感染の危険度に応じて、クリティカル・セミクリティカル・ノンクリティカルに分類し、必要な処理方法にまとめたものです。院内で感染管理マニュアルを作成し、スタッフ全員で取り組んでください。

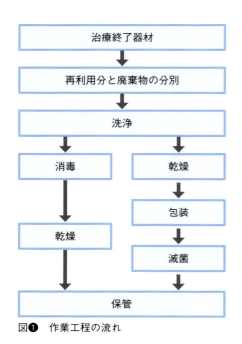

図❶　作業工程の流れ

表❶　スポルディングの分類（参考文献[1]より引用改変）

分類	定義	処置
クリティカル	通常無菌の組織や血管に挿入されるもの	・滅菌
セミクリティカル	損傷のない粘膜および創のある皮膚に接触するもの	・高水準消毒 　WDの使用を推奨 　＊歯科器材の場合、WD未使用時に高圧蒸気滅菌が望ましい ・中水準消毒
ノンクリティカル	損傷のない皮膚と接触するもの	・洗浄（低水準消毒）

Q1 あなたの施設では、使用済みの器材をどのように洗浄していますか？

汚染した器材には、すみやかな処理が求められます。まず、医療用廃棄物の分類・分別と、その後の洗浄方法を書き出してみましょう。

【分類・分別】

【洗浄方法】

Q2 個々の器材に応じた消毒・滅菌方法を正しく理解していますか？

使用後に廃棄するもの以外は、器材の材質や用途を考慮し、耐熱性の有無によって処理方法に違いがあります。スポルディングの分類に応じて、それぞれ書き出してみましょう。

【クリティカル】

【セミクリティカル】

7 一般診療における器材の処理　35

Q1 A 医療用廃棄物の分類・分別

　医療用廃棄物には、事業用一般廃棄物（紙コップ、紙エプロンなど）、産業廃棄物（ディスポーザブルのグローブ、石膏など）、感染性廃棄物（血液付着物、注射針、メスなど）があります。感染性廃棄物はバイオハザードマークの色が異なるものに分別します（**図2**）。マークが赤色の容器には血液など液状・泥状のもの、マークが黄色の容器には注射針やメスなど鋭利なもの、マークが橙色の容器には血液が付着したガーゼなど、固形状のものを入れます。

　再使用の器材の洗浄方法には、用手洗浄・器械洗浄（超音波洗浄器）またはウォッシャーディスインフェクター（WD）があります（**図3～5**）。

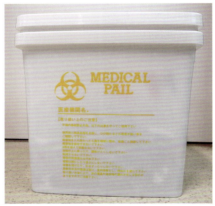

図❷　感染性廃棄物は、適切なバイオハザードマークの色の容器へ分別する

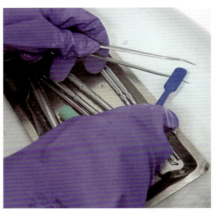

図❸　用手洗浄では、洗浄液に浸漬後、液中でブラシで擦る

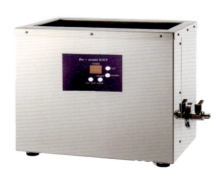

図❹　超音波洗浄器は、キャビテーション効果で汚染物を除去する（写真は Be・sonic EXV-N3：ビィ・ソニック）

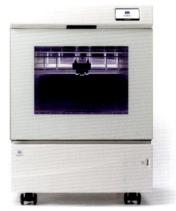

図❺　WD（IC Washer：モリタ）。内腔のある器材は、内部も洗浄が必要

Q2 A 消毒・滅菌の処理方法

器材の材質を理解したうえで洗浄を行い、耐熱温度により消毒か滅菌かを選択し、スポルディングの分類に準じて適切に処理を行いましょう。

クリティカルは無菌部位または血管内に挿入・侵入するものが相当し、耐熱性のある金属製器材・ガーゼ・耐熱ガラスには高圧蒸気滅菌法を適応します。なお、高圧蒸気滅菌器を使用する際には、庫内の詰めすぎに注意しましょう（図6）。

セミクリティカルは粘膜および損傷のある皮膚に触れる器材が対象です。高水準消毒は、高圧蒸気滅菌法に対応できない耐熱性の低い器具に対し、グルタラール・フタラール・過酢酸を用います。消毒後は残留による粘膜への化学的熱傷発生の危険性を考慮し、滅菌精製水を用いた十分なすすぎが必要です（図7）。

また、中水準消毒薬には次亜塩素酸ナトリウム、消毒用エタノールなどがあります。それらを使用する、消毒レベルのおもな器材を図8に示します。

【参考文献】
1）山口千緒里：いますぐはじめる！ やさしい感染管理．小宮山彌太郎（監），デンタルダイヤモンド社，東京，2016.

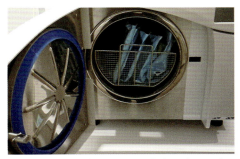

図6 滅菌器の使用時には、庫内の詰めすぎに注意する

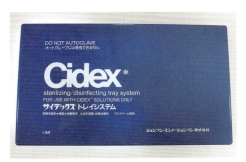

図7 気化した消毒薬を吸引しないように蓋をする（写真はサイデックス®トレイシステム：ジョンソン・エンド・ジョンソン）

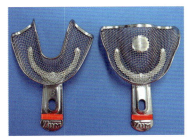

a：印象用トレー

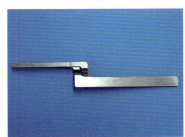

b：咬合紙ホルダー

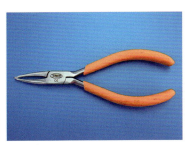

c：プライヤー

図8 a〜c 消毒レベルのおもな器材

7 一般診療における器材の処理　37

8-1
フッ化物塗布・小窩裂溝填塞

埼玉県・入江歯科医院　歯科衛生士　**入江悦子**

　う蝕予防効果の高いフッ化物塗布でおもに用いられる薬剤は、リン酸酸性フッ化ナトリウム溶液（APF：Acidulated Phosphate Fluoride Solution）と2％フッ化ナトリウム（NaF）のゲルや溶液です。

　塗布の方法には、綿球法、歯ブラシ法、トレー法、イオン導入法があり、当院では綿球法とゲルタイプ製剤を歯ブラシにつけて塗布する歯ブラシ法を選択しています。プラークの残留や唾液付着による施術部位の細菌汚染を避けるため、確実な防湿・乾燥が必要です。おもに、乳歯う蝕予防として歯が萌出した1歳児から、成人では根面う蝕予防として実施されます。

　コロニーを形成するミュータンス菌による弊害を防ぐためには、小窩裂溝填塞法（シーラント填塞）を行います。これにはレジン系のBis-GMAと、セメント系のグラスアイオノマーの2つがあります。

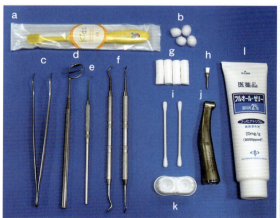 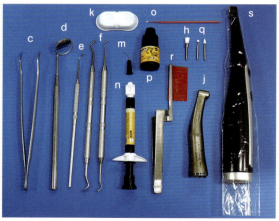

図❶　フッ化物塗布用器材（左）とシーラント填塞用器材（右）。a：歯ブラシ、b：綿球、c：ピンセット、d：ミラー、e：探針、f：ストッパー、エキスカベーター、g：ロールワッテ、h：歯面研磨用ポリッシングブラシ、i：綿棒、j：コントラアングルハンドピース、k：ディスポーザブルプラスチック容器、l：フッ化物ゲル（フルオール・ゼリー）、m：シーラントの先端チップ、n：シーラント材本体、o：ディスポーザブル小筆、p：酸処理剤、q：ホワイトポイント、r：咬合紙、咬合紙ホルダー、s：光照射器、光照射器カバー

あなたの施設では、フッ化物塗布後の器材をどのように処理していますか？
使用器材を感染性廃棄物と洗浄・滅菌による再生処理の２つに分けてみましょう。

【感染性廃棄物】

【洗浄・滅菌による再生処理】

 あなたの施設では、シーラント塡塞後の器材をどのように処理していますか？
使用器材を感染性廃棄物と洗浄・滅菌による再生処理、清拭に分けてみましょう。

【感染性廃棄物】

【洗浄・滅菌による再生処理】

【清拭】

8-1 フッ化物塗布・小窩裂溝塡塞

Q1 乳歯のう蝕

A 胎児の口腔内は元来無菌ですが、親から受動的に細菌を受ける場合があり、新生児の先駆細菌種は口腔レンサ球菌の一種（*Streptococcus salivalius*）が多くみられます。乳歯萌出直後には、ストレプトコッカス・ミュータンス（*Streptococcus mutans*）やストレプトコッカス・ソブリナス（*Streptococcus sobrinus*）などのミュータンスレンサ球菌も検出されます。乳歯のう蝕は萌出直後からみられますが、乳歯列完成後の4〜8歳ごろにう蝕発生率が最も高いといわれています。乳歯は、エナメル質表層の石灰化程度が低く、エナメル質や象牙質の厚さが永久歯と比較して1/2程度薄くて有機成分が多いため、乳歯う蝕が発症するとその進行は非常に速く、短期間で歯冠全体に広がって重症になりやすくなります[1]。

う蝕予防には、毎食後の口腔衛生の習慣化と歯質強化を図るフッ化物塗布を実践します。フッ化物塗布は、3〜6ヵ月ごとを目安に歯科の診療施設で定期的に行うことが推奨されます。セルフケアでは、フッ化物配合歯磨剤の使用が最も手軽ですが、3歳以上になり、歯磨剤を飲み込むリスクが低くなって口ゆすぎができるようになったら適応します。3歳以下の幼児には、フッ化物配合のスプレーやフォームの利用をお勧めします。

フッ化物塗布の術式と器材の処理方法

1．フッ化物塗布の術式

綿球法（図2）は、研磨剤を用いずにラバーカップやポリッシングブラシで歯面清掃し、隣接面はアンワックスのデンタルフロスでプラークを除去します。唾液付着防止のため防湿・乾燥し、2mL以下のフッ化物溶液を綿球または綿棒に浸して歯面に3〜4分間塗布後、余剰分は綿球で除去します。

ゲルによる歯ブラシ法（図3）は、歯面研磨・防湿・乾燥後、ゲル2g以下を用意して歯ブラシに取り、1〜2歯ずつ歯面全体に塗り広げます。隣接面や小窩裂溝には押し込むように塗布し、最後の部位に塗布後、1分間開口状態を維持します。その後、歯面に付着したゲルを綿球で除去します。

2．器材の処理方法

- **フッ化物塗布用器材**：フッ化物溶液またはゲル、基本セット、コントラアングルハンドピース、歯面研磨用ポリッシングブラシ、ディスポーザブルプラスチック容器、綿棒、ロールワッテ、綿球、歯ブラシ
- **感染性廃棄物**：歯面研磨用ポリッシングブラシ、ディスポーザブルプラスチック容器、綿棒、ロールワッテ、綿球、歯ブラシ（当院では患者さんに差し上げています）
- **洗浄・滅菌**：基本セット、コントラアングルハンドピース

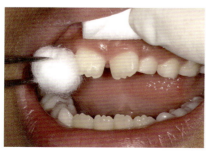

図❷ 綿球法によるフッ化物塗布

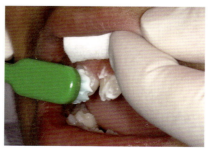

図❸ ゲルによる歯ブラシ法でのフッ化物塗布

Q2 シーラント填塞

萌出後間もない健全な乳歯や永久歯が対象で、臼歯咬合面の深い小窩裂溝や臼歯頰側面の小窩、上顎側切歯の口蓋面の盲孔、癒合歯の裂溝に、歯質を削らずにシーラントを充填し、細菌産生の酸による影響を排除してう蝕予防を期待するのがシーラント填塞です[2]。口腔内には唾液中で10^8/mL、プラーク中で10^{11}/gもの細菌が生息しており[1]、シーラント填塞前はう蝕原因菌を除去する必要があります（**図4**）。また、防湿が完全でなければシーラントが部分的に剥がれやすくなり、再び細菌が付着するおそれがあります。

シーラント填塞に使用する器材・材料とそれらの処理方法

1．シーラント填塞に使用する器材・材料

シーラント材、ラバーダム防湿用器材（ラバーダム防湿が可能な場合）、コントラアングルハンドピース、歯面研磨用ポリッシングブラシ、酸処理材（ディッシュ、ディスポーザブルの小筆）、填塞材（ディスポーザブルのアプリケーター：**図5**、ディスポーザブルブラシ）、光照射器、光照射器カバー、アルコール綿球、ディスポーザブルプラスチック容器、咬合紙、咬合紙ホルダー、シーラント先端チップ、ホワイトポイント、ロールワッテがあります。

術者はシーラント材や酸が目などに付着しないよう、ゴーグルを着用しましょう。

2．器材・材料の処理方法

- **感染性廃棄物**：歯面研磨用ポリッシングブラシ、酸処理材、ディスポーザブルの小筆、光照射器カバー、アルコール綿球、ディスポーザブルプラスチック容器、咬合紙、シーラント先端チップ、ロールワッテ
- **洗浄・滅菌**：コントラアングルハンドピース、ディッシュ、咬合紙ホルダー、ホワイトポイント
- **清拭**：シーラント材本体（**図6**）、光照射器

【参考文献】
1) 全国歯科衛生士教育協議会（監）：最新歯科衛生士教本 微生物学．医歯薬出版，東京，2016．
2) 全国歯科衛生士教育協議会（監）：最新歯科衛生士教本 歯科予防処置論・歯科保健指導論．医歯薬出版，東京，2015．

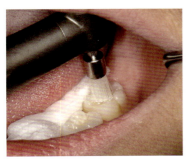

図❹ シーラント填塞前に小窩裂溝をポリッシングする

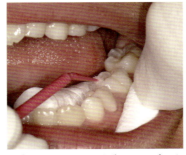

図❺ ディスポーザブルのアプリケーター

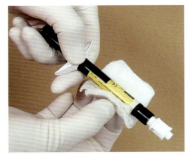

図❻ シーラント材本体を清拭

8-2
スケーリング・ルートプレーニング

埼玉県・入江歯科医院　歯科衛生士　**入江悦子**

　歯周治療のゴールは、感染によって起こる炎症の原因を取り除くことです。歯科衛生士はその原因を除去するために、歯肉縁上・縁下のスケーリング・ルートプレーニング（SRP）を施術します。SRPやブラッシングの際、菌血症を生じる場合があります。菌血症は、常在細菌が血液中に侵入し、血中から細菌が検出される状態をいい、健康な状態であれば無症状の間に菌は消失しますが、心疾患・人工関節置換術の既往歴をもつ患者さんや有病者などは、重篤な疾患を惹き起こす危険性があります[1]。そのため、事前に医療面接や問診票で患者さんの全身状態を把握しておく必要があります。

　SRPに使用する器材は、手用スケーラーや超音波スケーラー、エアスケーラーなどがあります（図1）。手用スケーラーは操作に熟練を要し、疲労度が高くなりますが、超音波スケーラーやエアスケーラーは短時間で歯石除去を行えるため、患者・術者ともに疲労や苦痛が軽減されます[2]。

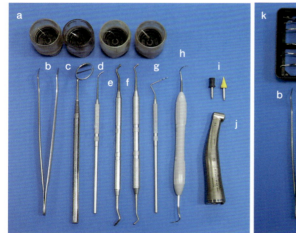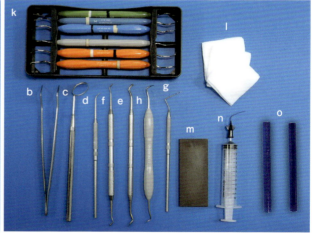

図❶　SRP用の器材。左：超音波スケーラー使用器材、右：手用スケーラー使用器材。a：超音波チップ、b：ピンセット、c：ミラー、d：探針、e：ストッパー、f：エキスカベーター、g：プローブ、h：ファーケーションプローブ、i：プロフィーカップ、プロフィーポイント、j：コントラアングルハンドピース、k：手用キュレットスケーラー、l：ガーゼ、m：砥石、n：洗浄用シリンジ、洗浄用ニードル、o：テストスティック

Q1 器械によるSRP時、管理上の注意点と処理方法は？
器械によるSRP時の注意点と処理方法を書き出してみましょう。

【注意点】

【感染性廃棄物】

【洗浄・滅菌による再生処理】

Q2 あなたの施設では、手用スケーラーによるSRP後の器材をどのように処理していますか？
使用器材の処理方法を考えてみましょう。

【感染性廃棄物】

【洗浄・滅菌による再生処理】

【洗浄・消毒による再生処理】

Q1 SRP用器械の種類

超音波スケーラーは、スケーラー先端の微細振動と水泡形成によるキャビテーション効果を利用して、歯石やプラークなどの沈着物を機械的に除去します。インサートチップ（以下、チップ）も改良されて適応範囲が広がり、種類が多様化しました。また、根分岐部や深い歯周ポケットへの挿入も可能となり、歯周ポケット内の細菌叢の改善を目的に行うデブライドメントにも対応できます。さらに、タンクシステムやボトルタイプの超音波スケーラーは、ポビドンヨードや塩化ベンザルコニウム溶液をタンクやボトルに入れることで、口腔内細菌の減少に有効に作用します。

エアスケーラーは、エアタービンの圧縮空気を応用してチップを楕円軌道に振動させ、歯石除去を行います。利点は、安価で、振動数が少ないために過熱や刺激が少なく、歯肉縁下やペースメーカー使用者にも適応可能です。しかし、超音波スケーラーと比べると振動数が少ないため、歯石除去率はやや劣ります[2]。

SRP用器械使用時の感染対策と処理方法

1．使用時の感染対策

超音波スケーラーやエアスケーラー使用時は、血液や唾液が混じったエアロゾルが飛散・浮遊します。エアロゾルとは、気体の中に微粒子が多数浮かんだ物質のことで、それらが霧状となって広範囲に飛散します[3]。これらの曝露を予防するには、術者はゴーグルやマスク、グローブを着用し、口腔内バキューム操作はチップの近くで的確に吸引を行います。さらに口腔外バキュームを併用すると、感染予防効果が高まります（図2）。

チップは使用すると摩耗するため、付属の専用インジケータ（図3）で定期的に確認し、使用不可の場合は感染性廃棄物として処理します。

2．処理方法

- 感染性廃棄物：プロフィーブラシ
- 洗浄・滅菌：超音波チップ、超音波ハンドピース、プロフィーカップ、プロフィーポイント、プローブ、基本セット

使用後のホース部分は、水や薬液が通ることで汚れや目詰まりの可能性があるので、的確な処理方法を製造者に確認しましょう。

事前の情報収集の必要性

SRP前に、菌血症のリスクを判断するための情報収集が必要です。前述のリスク患者さんにとっては、菌血症が重篤な疾患の引き金となる

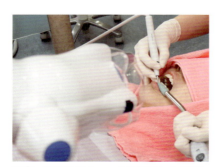

図2　口腔外バキュームを併用したSRP

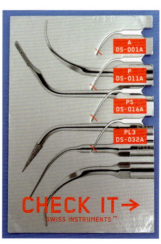

図3　チップの専用インジケータ

ため、医療面接や問診票、お薬手帳などで確認が必要です。

心臓に人工弁を入れている方や心臓弁に障害のある方に細菌感染が起こると、感染性心内膜炎を惹き起こすことがあり、歯科治療後に発症することが知られています。

人工関節置換術の既往歴をもつ患者さんは、菌血症によって人工関節を撤去することもあります。関節症や骨頭壊死、関節リウマチ、骨折や脱臼などの患者さんは、人工関節置換手術をしている可能性があるため、情報を得ておく必要があります。

全身疾患と歯周病を有する患者さんは、菌血症で持病を悪化させる危険性もあります。とくに高齢者は何らかの全身疾患を有している可能性が高く、注意が必要です[4]。

Q2 A　手用スケーラーの管理と処理方法

1. 管理

当院では、手用スケーラーや砥石、テストスティックは、共用ではなく個人で管理しています。たとえば、SRP処置中に刃部の切れが悪くなった場合は、滅菌した砥石でシャープニングを行うことで、軟組織や硬組織の損傷を最小限にできます。また、摩耗したものは歯石除去が不十分になる危険性があります。その把握のためにも、個人管理が必要と考えています。

2. 処理方法（図4～6）

- 感染性廃棄物：洗浄用シリンジ、洗浄用ニードル、ガーゼ
- 洗浄・滅菌：手用スケーラー、砥石、テストスティック、プローブ、基本セット

SRPは観血処置であり、使用済み器材は血液凝固の前にガーゼなどで拭き取ってすみやかに洗浄します。用手洗浄の場合は、浸漬後、洗剤液中でこすり洗いし、乾燥後に滅菌をします。

【参考文献】
1) 泉　廣次，工藤逸郎（監）：口腔外科学　第4版．学建書院，東京，2008.
2) 全国歯科衛生士教育協議会（監）：最新歯科衛生士教本　歯科予防処置論・歯科保健指導論．医歯薬出版，東京，2015.
3) 日本歯科医学会（監）：エビデンスに基づく一般歯科診療における　院内感染対策実践マニュアル改訂版．永末書店，京都，2015
4) 両角俊哉，吉江弘正：危険！　そのSRPが菌血症を招いている．歯科衛生士，37（3）：2013.

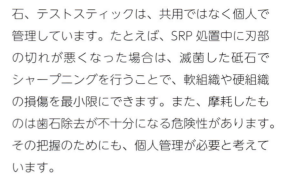

図❹　再生処理をする使用済み器材は、すみやかに洗浄を行う

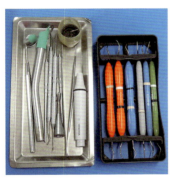

図❺　ブラシでスケーラーの刃部をこすり洗いする

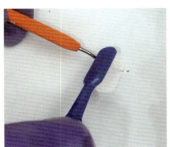

図❻　ウォッシャーディスインフェクターによる手用スケーラーとチップの洗浄・消毒

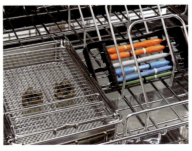

8-3

保存処置
（CR 充填と歯内療法）

埼玉県・入江歯科医院　歯科衛生士　**入江悦子**

　保存処置とは、病的な状態の歯を抜歯することなく保存し、以前の機能を回復することを目的とした治療法です。う蝕の進行段階（図1）によって処置内容に違いがあり、う蝕が歯髄に達していない状態であれば歯冠部の処置で済み、一部欠損した歯を合成樹脂のコンポジットレジン（CR）や金属、セラミック、ジルコニアなどの材料で修復する方法があります[1]。

　歯髄がう蝕原因菌に感染し、また補綴物の早期接触や知覚過敏などが原因で持続的に歯髄を刺激すると、歯髄炎が起こります。その場合、麻酔をして歯髄を取り除く根管治療を行います。歯髄炎をそのまま放置すると根尖部に膿が溜まり、歯髄は壊死・腐敗して感染根管治療が必要となります。これらの抜髄や根管貼薬処置、根管充填などの根管内の治療を総称して歯内療法と呼びます。感染を除去して神経を完全封鎖した後は補綴処置にて歯冠修復を行い、機能回復を図ります。

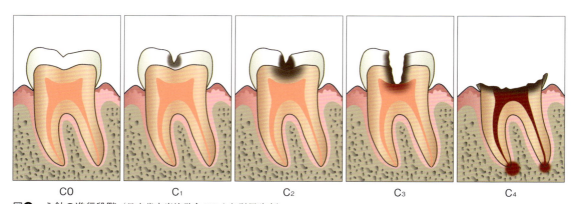

図❶　う蝕の進行段階（日本歯内療法学会HPより引用改変）

Q1 あなたの施設では、CR充填後の器材はどのように処理していますか？
処理方法別に器材を書き出してみましょう。

【一般ゴミとして廃棄】

【感染性廃棄物】

【洗浄・滅菌】

【洗浄・消毒】

【清拭】

Q2 あなたの施設では、歯内療法時にどのような器材を使用していますか？
治療後の器材の処理方法を書き出してみましょう。

【一般ゴミとして廃棄】

【感染性廃棄物】

【洗浄・滅菌】

【清拭】

Q1 光重合型CRの種類と充填後の処理方法

1．種類と適応症

光重合型CRの充填に必要な器材を図2、3に示します。

光重合型CRには軟らかいペーストタイプと、少し硬めのシリンジタイプがあります。細菌で汚染されたエナメル質のみのう蝕C_1と象牙質まで進行したC_2の範囲、咬耗、摩耗、破折などによる歯冠部や歯根部の部分的欠損の修復、あるいは形態や色を改善する処置など、保存可能な歯種・歯面を問わず、そのほとんどが適応症となります。光重合型CRは、可視光線を照射することで硬化します[1]。

2．使用後の器材処理方法

- 一般ゴミとして廃棄：紙練板
- 感染性廃棄物：ダイレクトアプリケーションシリンジ先端チップ（図4）、咬合紙、光照射器カバー、小筆、ストリップス
- 洗浄・滅菌：ハンドピース、バー、ディッシュ、レジン充填器（図5）
- 洗浄・消毒：咬合紙ホルダー
- 清拭：レジンシリンジ本体、光照射器

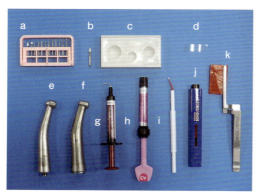

図❷ CR充填に必要な器材。a：バー、b：CR研磨用ポイント、c：ディッシュ、d：ストリップス、e：ハンドピース、f：コントラアングルハンドピース、g：ダイレクトアプリケーションシリンジタイプ、h：シリンジタイプ、i：小筆、j：ワンステップボンディング材、k：咬合紙、咬合紙ホルダー

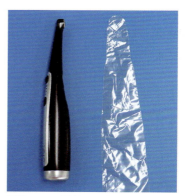

図❸ LED照射器と専用カバー

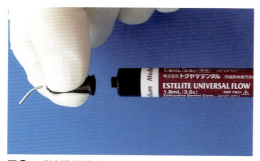

図❹ 唾液汚染防止としてチップは廃棄し、本体は清拭する

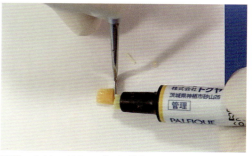

図❺ シリンジタイプは紙練板に出し、滅菌したレジン充填器を使用

歯内療法と治療後の処理方法

1. 適応症と治療法

歯内療法の適応症は、う蝕（C_3・C_4）が歯髄へと進行したもの、外傷に伴う歯の破折や中心結節の破折、歯の裂溝からの感染によって露出した歯髄に直接感染するもの、辺縁性歯周組織疾患の進行に伴い、歯周膿瘍や根尖病巣から根尖孔などを介して歯髄に感染するもの、稀に菌血症で血行性に歯髄に感染するものがあります。また、患者さんが心臓弁膜症や免疫低下などを有する場合は、重症感染症を起こしやすいので、抗菌薬を早期投与するなどの注意が必要です[2]。

歯髄炎の治療法は、歯冠部の歯髄だけが感染していて歯根部にまで及んでいない場合は、歯冠部歯髄のみを切断する歯髄切断法と、感染が歯根部歯髄まで及んだ場合に根尖部先端の歯髄すべてを除去する抜髄法があります。歯根膜炎の場合は、感染が根尖孔外まで波及しているので、保存可能なときと抜歯になるときがあります。保存可能な場合は根管内の汚染物質ならびに根管象牙質壁の感染歯質の除去を行います。歯髄炎も歯根膜炎も、無菌的になるまで根管内を消毒して封鎖する根管充塡を行います。

歯内療法で使用する器材を**図6〜8**に示します。

2. 治療後の器材の処理方法

- **一般ゴミとして廃棄**：紙練板
- **感染性廃棄物**：ラバーダムシート、クレンザー、根管洗浄用シリンジ、麻酔用カートリッジ、注射針
- **洗浄・滅菌**：ラバーダムパンチ、クランプ、ラバーダムクランプフォーセップス、ラバーダムフレーム、切削用バー、リーマー・ファイル、ブローチ、口角導子、滅菌可能なリーマークリップ、ハンドピース、根管充塡用ピンセット、スプレッダー、プラガー、仮封材用充塡器、エンドゲージ
- **清拭**：エンドメーター

【参考文献】
1) 田上順次, 他（監）：第三版 保存修復学21. 永末書店, 京都, 2008.
2) 泉 廣次, 工藤逸郎（監）：口腔外科学 第4版. 学建書院, 東京, 2008.

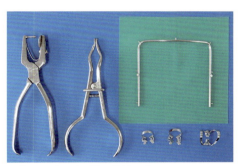

図6　ラバーダム防湿器材一式

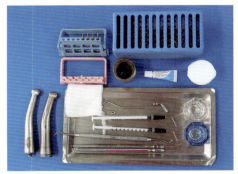

図7　根管治療用器材一式

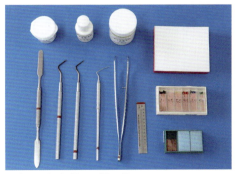

図8　根管充塡用器材一式

8-4

補綴処置
(印象採得、補綴物装着など)

埼玉県・入江歯科医院　歯科衛生士　**入江悦子**

　補綴処置とは、歯の一部分を修復したり、欠損部分を人工物で補って口腔機能を回復させる治療を指します。口腔内で直接修復処置ができない場合は、印象採得によって口腔内状態を再現し、インレーやクラウン、ブリッジ、義歯などによって機能性や審美性を回復します。

　印象材の種類には、寒天やアルジネート、シリコーン、酸化亜鉛ユージノール、モデリングコンパウンドがあり、それぞれの特徴を考慮して印象採得を行います（図1）。わが国では、寒天とアルジネートの連合印象と、シリコーン印象が汎用されています。印象採得後は石膏を流して硬化させて模型上に起こし、補綴物を製作します。患歯の適合診査、調整、最終研磨をした後、患者さんの口腔内に装着します。

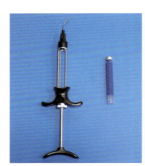
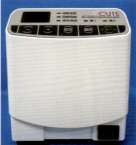

a：注入用寒天（寒天シリンジ；YDM）と寒天コンディショナー（キュートDC2C；モリタ）

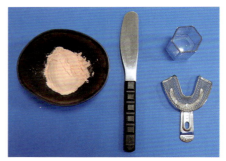

b：アルジネート印象材

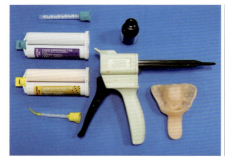

c：シリコーン印象材と印象材自動練和器（ペンタミックス™ ライト；スリーエムジャパン）

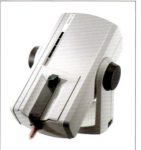

図❶ a～c　補綴処置で使用する印象材と器材

Q1 あなたの施設では、印象採得で使用する器材をどのように処理していますか？
処理方法別に器材を書き出してみましょう。また、印象採得時に感染管理上、注意すべき点は何かもまとめてみましょう。

【一般ゴミとして廃棄】

【感染性廃棄物】

【洗浄・滅菌】

【洗浄・消毒】

【水洗】

【清拭】

【注意点】

Q2 あなたの施設では、補綴物装着時で使用する器材をどのように処理していますか？
処理方法別に器材を書き出してみましょう。また、補綴物装着時における感染管理上の注意点もまとめてみましょう。

【一般ゴミとして廃棄】

【感染性廃棄物】

【洗浄・滅菌】

【洗浄・消毒】

【水洗・乾燥】

【注意点】

Q1 印象採得時の感染管理上の注意点

インレーやクラウン、ブリッジなどの歯冠修復物を製作する際は、口腔内状態を正確に再現した模型上で行われます。通常の印象採得には、稠度の異なる2種の材料を重ね合わせる連合印象が一般的です。寒天・アルジネート連合印象とシリコーンによる連合印象が汎用されます[1]。

感染管理上の注意点としては、印象用トレーは粘膜に接するため（**図2**）、洗浄・消毒、または洗浄・滅菌を行うことが求められます。印象採得後の印象体は、血液・唾液などの汚染物質が付着しているため、流水下で、アルジネートは120秒間以上、シリコーンは30秒間以上の水洗を行います（**図3**）[2]。

印象採得後の器材の管理と処理方法

1．管理

どの印象採得法でも診療室にて水洗後、乾燥させないように管理搬送をした後に、メーカー指示に基づき消毒剤に浸漬（**図4**）し、水洗して石膏を流します。それが難しい場合は、乾燥・収縮しないように湿ボックスで保管しますが、長時間保管せずできるだけ早く石膏を注入したほうがよいです。

石膏硬化後は印象材を除去し、印象材は医療廃棄物として処理します。トレーは印象材溶解剤に浸け、清掃後水洗して滅菌します。

2．印象採得後の器材の処理方法

- **一般ゴミとして廃棄**：紙練板
- **感染性廃棄物**：トレーから取り除いた印象体、石膏模型、個人トレー、ディスポーザブル器材
- **洗浄・滅菌**：寒天用カートリッジタイプ
- **洗浄・消毒**：印象用トレー（または洗浄・滅菌）
- **水洗**：ラバーボウル、スパチュラ
- **清拭**：シリコーン印象材用ガン

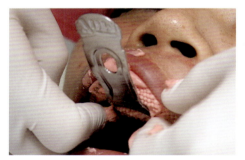

図❷　印象採得時（患者さんの同意を得て掲載）

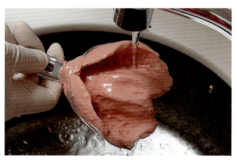

図❸　血液・唾液などは流水下で洗い流す

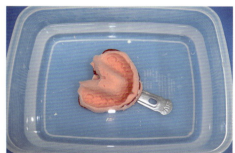

図❹　印象体の消毒

Q2 補綴物装着時の注意点と器材の処理方法

1. 補綴物装着時の注意点

補綴物装着時は、二次う蝕を起こさないために、窩洞に仮封材や油性の鎮静、鎮痛薬などの異物が残留しないようにします。また、切削時のタービンオイルなどによる付着油膜や唾液中の微生物の存在を排除するため、口腔内の防湿・乾燥後は歯と補綴物をアルコールなどで十分に脱脂・清掃し、補綴物を装着します[3]。

2. 接着材の特徴

補綴物装着には、合着材や接着材を用います。合着には従来型セメントであるリン酸亜鉛やカルボキシレート、グラスアイオノマーセメントが使われ（図5）、歯質や補綴物の表面にある微細な凹凸部とセメントを嵌め合う状態になります。この場合、歯質の表面とセメントの間には相互作用はなく、分子レベルでは隙間のある密着です。そのため、経時的にセメントが劣化して溶けた部分に隙間ができ、徐々に細菌が侵入して二次う蝕になりやすくなります。

接着では、物理的相互作用や化学的相互作用によって隙間のない状態を呈します。この場合、歯質や補綴物の表面とセメント分子の間で引き合う力（ファンデルワーカス力）が働いたり、共有結合やイオン結合、水素結合により、隙間のない密着が得られます。接着の最大の利点は、補綴物と歯質との間を確実に封鎖することで、二次う蝕を防げることです[4]。

3. 補綴物装着時に使用する器材（図6）の処理方法

- 一般ゴミとして廃棄：紙練板
- 感染性廃棄物：咬合紙、デンタルフロス
- 洗浄・滅菌：補綴調整用バー、ストレートハンドピース、
- 洗浄・消毒：咬合紙ホルダー
- 水洗：スパチュラはセメントが硬化する前に拭き取り（図7）、水洗、乾燥

【参考文献】
1）全国歯科衛生士教育協議会（監）：最新歯科衛生士教本 歯科診療補助論 第2版．医歯薬出版，東京，2017．
2）日本補綴歯科学会（編）：補綴治療過程における感染対策指針2007．日本補綴歯科学会，東京，2007．
3）吉田隆一：要説 歯科理工学．一世出版，東京，2008．
4）Dentwave.com：合着と接着．https://www.dentwave.com/article/imai02

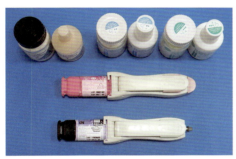

図5 各種セメント

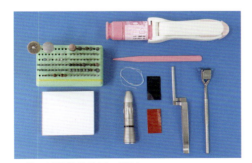

図6 補綴物装着用の器材

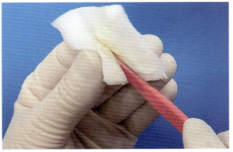

図7 セメント硬化前に拭き取り、水洗

8-5

義歯調整

埼玉県・入江歯科医院　歯科衛生士　**入江悦子**

　う蝕や歯周疾患などによって歯が欠損した症例に、人工歯を配列して床を用いる補綴装置を有床義歯と呼びます。義歯は義歯床、人工歯、連結装置、支台装置の4つの要素から構成され、さまざまな材料が使われています（図1）。

　欠損部顎堤や口蓋部を覆う義歯床には、上顎のみの場合はレジン・金属の2種類から選択できます。人工歯の材料としては、おもにレジン・硬質レジン・陶材、ごく稀に臼歯部のみに金属を使用することもあります。前歯部にはレジン、臼歯部には硬質レジンを使うのが一般的です。連結装置はレジン床・バー・ブレードタイプ、支台装置はキャストクラスプやワイヤークラスプがあります。また、ワイヤーのないノンクラスプデンチャーもあります[1]。

　義歯は天然歯と咀嚼の点で大きく異なります。とくにレジン床にはある程度の厚みが必要となり、異物感があるのは避けられません。また、経時的劣化および吸水性を有することから、口腔内細菌が付着しやすくなることが懸念されます。義歯装着後も患者さんが調整のために来院した際には、適切に清掃して清潔に保つ重要性を指導します。

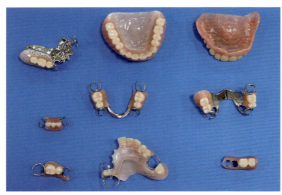 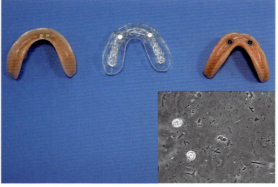

図❶　左：さまざまな義歯、右：インプラントオーバーデンチャーとデンチャープラーク（参考文献[2]より引用）

あなたの施設では義歯装着後に適切な管理について、説明していますか？
義歯により口腔機能が回復しても、良好な状態を長く維持するにはその後の管理が大切です。とくに義歯の清掃方法について書き出してみましょう。

あなたの施設では、義歯調整用の器材をどのように処理していますか？
義歯は咬合や適合、クラスプの調整後に装着され、使用中の義歯を修理する場合も器材が必要です。処理方法別に使用する器材を書き出してみましょう。

【一般ゴミとして廃棄】

【感染性廃棄物】

【洗浄・滅菌】

【洗浄・消毒】

【水洗】

Q1 義歯装着後の管理

A 患者さんが正しく義歯を使用するためには、注意事項の説明が不可欠です。具体的には、義歯の取り扱い方や清掃方法、装着直後の調整や定期健診の必要性を説明します。

まずは義歯の着脱が適切にできるかどうかを確認します。次に、義歯にもプラークが付着し、口臭や義歯臭が発生したり、残存歯のう蝕や歯周疾患、義歯性口内炎の原因になることを説明します。さらに、義歯の材料であるレジンにはカンジダ菌が付着しやすく、義歯の清掃を怠ると菌の温床となり、免疫力が低下すれば口腔カンジダ症から全身的なカンジダ症へと進展することなどにも触れます[3]。

義歯の清掃方法

毎食後・就寝前に義歯を外し、流水下で義歯用ブラシ（図2、3）を用いて機械的清掃を行います。さらに、就寝前には、義歯洗浄剤（図4、5）に浸漬する化学的洗浄後、再度義歯用ブラシでこすり洗いをします。研磨剤配合の歯磨剤は、義歯の表面に細かい傷をつけてしまうため、使用は避けましょう。

義歯には、全部床・部分床義歯の他に、治療目的により即時義歯や暫間義歯、治療用即時義歯、オーバーデンチャー、インプラントオーバーデンチャーなどがあります[1]。

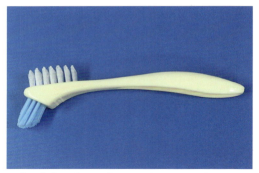

図❷ 義歯用ブラシ（ラクシデント：松風）

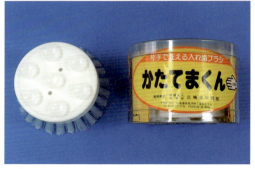

図❸ 吸盤で本体を固定し、片手で洗える義歯用ブラシ（かたてまくん：三嶋歯科医院）

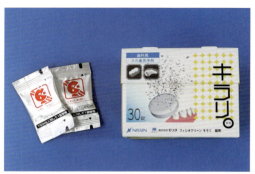

図❹ 義歯洗浄剤（フィジオクリーン キラリ：ニッシン）

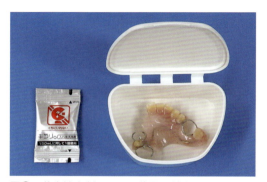

図❺ 義歯洗浄剤と、その使用に対応している義歯保管ケース（いればこ君：サポート）

Q2 義歯調整に必要な器材（図6、7）

新義歯の装着直後は適合していても、軟・硬組織は状態が日々変化しているため、後になって違和感や疼痛が発現したり、クラスプの緩みや義歯の破折などの問題が起こったりする場合があります。その際は、義歯の調整や修理を行う必要があります。

診療室内で義歯の調整を行う場合は、飛沫粉塵からの感染予防のためにも、ゴーグル・マスク・グローブを装着し、口腔外バキューム作動下で行うことを推奨します（図8、9）。口腔外バキュームが備えられていない場合は、歯科用ユニットのバキュームで代用します。院内に技工室があれば、技工机に設置された吸引装置の使用が望ましいでしょう。

使用済みのバーは、医療用洗剤と一緒にガラス製ビーカー、またはステンレス製容器に入れ、超音波洗浄を行います。

● 器材の処理方法
- 一般ゴミとして廃棄：紙練板
- 感染性廃棄物：咬合紙
- 洗浄・滅菌：調整用バー、ハンドピース
- 洗浄・消毒：咬合紙ホルダー
- 水洗：スパチュラ

【参考文献】
1）全国歯科衛生士教育協議会（監）：新歯科衛生士教本 歯科補綴学．医歯薬出版，東京，2012．
2）前畑 香（編著），谷田部 優（監）：デンチャーメインテナンス．デンタルダイヤモンド社，東京，2017．
3）メディカルトリビューンあなたの健康百科：入れ歯から口腔カンジダ症になる？．kenko100.jp/articles/111216002039

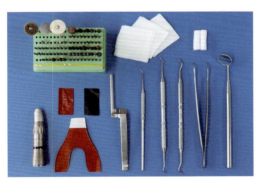

図❻　ユニットテーブルに用意するもの

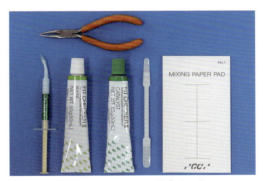

図❼　モービルキャビネットに用意するもの

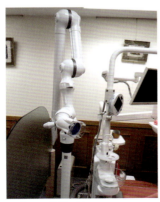

図❽　口腔外バキューム

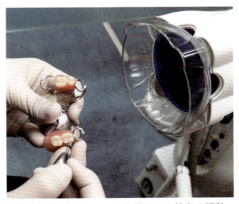

図❾　口腔外バキューム作動下での義歯の調整

9-1
外科処置における器材の処理

埼玉県・入江歯科医院　歯科衛生士　**入江悦子**

　外科処置時の感染は多くが歯性感染症であり、起炎菌は口腔常在菌です。抜歯やSRP、ブラッシングの際にも、常在菌が血液中に侵入して菌血症を発症させるリスクがあります。心臓弁膜症や免疫力低下などを有する患者さんでは、菌血症による重症感染症を起こしやすくなります。心疾患がある場合、外科処置による一過性の感染でも感染性心内膜炎を発症するリスクが高まり、その可能性が高い患者さんにスケーリングや浸潤麻酔注射を含む処置を行う際は、抗菌薬の術前投与が必要です（図1）。一般的に、抜歯などで生じる一過性の菌血症は無症状ですが、発熱・悪寒・戦慄・意識障害・全身倦怠感などの症状を呈するときは、敗血症が疑われます[1]。

　すべての外科処置は観血であり、スタンダード・プリコーションに則って、スポルディングの分類（P34、1章7・表1参照）に従って器材処理を行わなければなりません。使用済みの器材のなかで、廃棄するものは感染性廃棄物として処理します。再利用の器材はまず洗浄し、洗浄後は十分にすすいでから乾燥、包装、滅菌、保管を行います。

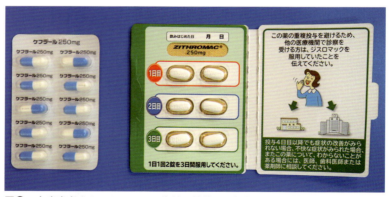

図❶　有病患者さんにおいては、術前に抗菌薬を投与する場合がある

あなたの施設では、外科処置に使用する器材をどのように洗浄していますか？
用手洗浄と超音波洗浄の場合で、それぞれ気をつけることを書き出してみましょう。

【用手洗浄】

【超音波洗浄】

あなたの施設で用いているインジケータの特徴は？
滅菌保証のために用いられるインジケータは3つあります。使用しているインジケータの種類とその特徴を書き出してみましょう。

9-1 外科処置における器材の処理　59

Q1 外科処置に必要な器材の管理

A メス刃や注射針、縫合糸などは、使用後、すみやかにバイオハザードマークの専用容器に廃棄します。安全に処理するためには、メス刃や縫合糸はペアンや止血鉗子を用いて外します（**図2**）。

局所麻酔で使用する注射器の取り扱いにおいては、使用後の針のリキャップが針刺し事故の原因となる危険性があるため、リキャップせずにそのまま廃棄することが原則です。しかし、何らかの理由で必要な場合は、ワンハンドテクニック（片手すくい法）を用います（**図3**）。

剪刀や鉗子などのヒンジを有する器材は、開いた状態で洗浄・滅菌することで、確実な効果が得られます。ヒンジのある器材には、洗浄後に専用のオイルを注油することで摩擦による腐食の防止になり、ヒンジの可動性が維持され、器材自体の機能が保たれます。なお、シリコーンオイル配合の潤滑剤は、器材の機能や蒸気滅菌後の結果に悪影響を及ぼすため、使用は避けます[2]。

用手洗浄の場合は、ヒンジのある器材は開いた状態で洗剤と接触させることが重要です。ヒンジには汚染物が残留しやすいため、スポンジや歯ブラシを用いて洗剤液中でこすり洗いを行います（**図4**）。超音波洗浄の場合も剪刀や鉗子などヒンジのある器材は開いた状態にして、刃先のブレードは金属部分と接触しないようにします。ウォッシャーディスインフェクターでも同様に、ヒンジを開いて設置します。

なお、鋭利な剪刀の先端は危険なため、切創事故にならないように十分な注意が必要です。

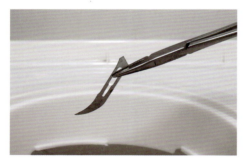

図❷ メス刃はペアンで把持し、バイオハザードマークの専用容器へ廃棄する

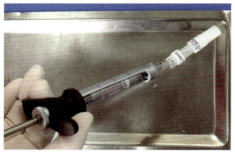

図❸ 注射針をリキャップするワンハンドテクニック。キャップをトレーの隅に寄せ、片手ですくい上げる

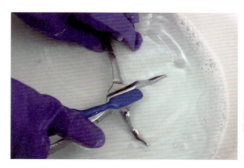

図❹ ヒンジのある器材は、開いた状態でスポンジや歯ブラシを用いて洗剤液中でこすり洗いする

Q2 A 滅菌保証と処理工程

　滅菌器は、作動すれば安心できるわけではありません。庫内で圧力や温度管理、規定蒸気到達性が満たされ、正しく器材が滅菌されたかの滅菌保証が必要です。これには、物理的インジケータ（PI）や化学的インジケータ（CI）、生物学的インジケータ（BI）を用います。

　PIとは、滅菌工程前の真空吸引圧、滅菌工程における温度や時間、圧力などを確認するもので、滅菌器付属計器記録計などがあります。CIとは、色調の変化で滅菌物が滅菌工程に曝露されたか否かを区別するものです。包装の外から確認できるように外部から貼付したり、包装内部に入れたりします。BIとは、各滅菌法に対して最も抵抗性を有する細菌芽胞を一定量濾紙片に付着させたインジケータで、滅菌終了後に培養、細菌芽胞の死滅を確認する方法です[3]。

　一般的にはCIが最も扱いやすく、テープやラベル、カード、あるいは包装材に直接印刷されているタイプなど、さまざまな形状のものがあります。また、内腔があるなど、複雑な構造の器材の内部レベルにおいて滅菌条件達成をモニタリングできる工程試験用具（PCD：Process Challenge Device、P26、本章5参照）もあります（**図5**）。

　PCD使用時は、滅菌工程終了後すぐに取り出し、空気除去および蒸気浸透に起因する滅菌不良の可能性を変色状況により判定します。毎回の動作結果をノートなどに記録しておくことを推奨します。高圧蒸気滅菌器による効果的な滅菌を行うには、庫内に詰めすぎないことと、滅菌物の配置に注意します。

　確実な滅菌には、滅菌器の定期的なメンテナンスが必要で、製造者による医療機器の保守点検が義務づけられています。また、毎日・毎週など、スタッフによる定期的な庫内清掃も重要です。スタッフ間でスケジュールやルールを決めておくとよいでしょう。

【参考文献】
1）泉 廣次，工藤逸郎（監）：口腔外科学 第4版．学建書院，東京，2008．
2）日本医療機器学会メンテナンスマニュアル出版委員会（監）：歯科用器材の再生処理．日本医療機器学会，2017．
3）柏井伸子（編著），前田芳信（監）：増補改訂版 歯科医院の感染管理 常識非常識．クインテッセンス出版，東京，2016．

図❺　当院で使用しているPCDのインジケータ記録用紙

9-2
抜 歯

埼玉県・入江歯科医院　歯科衛生士　**入江悦子**

　抜歯は、日常臨床において最も多い外科処置です。適応症として、残根となって修復不可能な歯や、歯根膜炎などによって根尖部周辺に病巣が拡大して保存不可能な場合、歯周疾患やその他の原因によって歯槽骨が吸収し、動揺が顕著な場合、埋伏歯や過剰歯、転位歯、矯正歯科治療のための便宜抜歯、外傷による歯根破折といったことが挙げられます[1]。

　歯科衛生士として、抜歯に用いる器材（図1）と基本的な術式を確実に把握しておく必要があります。抜歯前には、患者さんの既往歴や体温・脈拍・呼吸・血圧などの全身状態、および抜歯する歯の周囲組織の状態、X線による歯根・歯槽骨の状態、プラークや歯石除去、口腔内清掃状態を確認し、周囲に炎症がある場合には、歯科医師に報告を行い、抗菌薬の術前投与を行うこともあります[2]。

　また、患者さんが抜歯に不安を抱き、緊張状態になる場合もあります。したがって、不安を和らげる態度や声がけにも気を配り、つねに患者さんの表情や顔色を確認します。さらに、偶発症や感染の発生などの医療事故発生を防止するために、管理の行きわたった環境を整えることが重要です[3]。

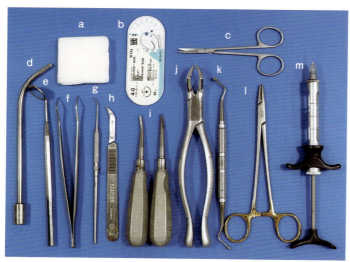

図❶　普通抜歯に用いる器材。a：滅菌ガーゼ、b：針つき縫合糸、c：抜糸バサミ、d：外科用バキュームチップ、e：ミラー、f：ピンセット、g：探針、h：メス刃とメスホルダー、i：エレベーター、j：抜歯鉗子、k：鋭匙、l：持針器、m：麻酔用注射器、注射針、麻酔用カートリッジ

あなたの施設では、抜歯の前準備として、どのように環境を整備していますか？
環境整備の内容とともに、抜歯当日に把握すべき患者さんの状態について書き出しましょう。

【環境整備】

【患者さんの状態】

 あなたの施設では、抜歯後の器材をどのように処理していますか？
抜歯で使用した器材の処理の流れを書き出してみましょう。

Q1 抜歯の前準備

A　日常臨床で最も多い外科処置として、抜歯が挙げられます。抜歯前には禁忌症の確認が必要です。医学の進歩により、これまで絶対的禁忌とされていた多くの疾患が、相対的禁忌となりました（**表1**）。このため、症状の安定期であれば適応となります。しかし、高齢化とともに全身疾患を有する患者さんが増加して、ハイリスクな状況が生まれていますので、かかりつけ医と歯科医師の協力のもとで対策を立て、抜歯を行うことが重要です。

抜歯前には患者さんの既往歴および家族歴の確認を行います。全身状態を把握するために、体温・脈拍・血圧のバイタルサインを測定し、服薬状態を把握するためにお薬手帳を確認し、患者さんに了解を得てからコピーをとって保管します。抜歯直前にスケーリングを行うと菌血症誘発のリスクが高まるため、必ず事前に済ませておきましょう。

抜歯当日、患者さんから体調・睡眠・精神状態・前日の飲酒・疲労状態について聴き取りを行い、血圧・脈拍・体温から全身状態を評価します。

歯科医院内の環境整備は、使用するユニットを清拭し、器材（**図2**）の滅菌、個人防護具一式やモニター機器の準備が必要です。

抜歯は観血処置のため、清潔域・不潔域を守りながら安全に処置を行えるよう、感染管理の知識を備えておかなければなりません。

表❶　抜歯における禁忌症（相対的禁忌）（参考文献2）より引用改変）

全身的要因	①循環器疾患→狭心症、心筋梗塞、弁膜症、心内膜炎、高血圧症 ②代謝疾患→糖尿病 ③肝疾患・腎疾患 ④血液疾患→再生不良性貧血、白血病、小血小板減少、血友病 ⑤妊娠・月経 ⑥薬物服用中→抗凝固薬、副腎皮質ステロイドホルモン薬、ビスフォスフォネート製剤
局所的要因	①急性炎症の存在→炎症を拡大する可能性がある ②悪性腫瘍内の歯→腫瘍を急速に増大させる危険性がある ③血管腫付近の歯→大量出血の危険性がある

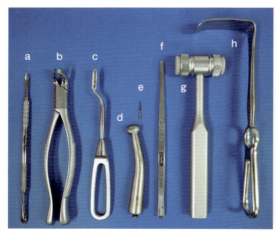
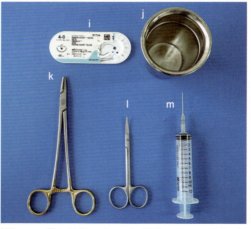

図❷　難抜歯に必要な器材。a：骨膜剥離子、b：抜歯鉗子、c：骨ヤスリ、d：ハンドピース、e：ゼックリアバー、f：骨ノミ、g：マレット、h：扁平鉤、i：針付き縫合糸、j：ステンレスカップ、k：持針器、l：抜糸バサミ、m：ディスポーザブル洗浄用シリンジ

Q2 抜歯用器材の処理と管理方法

抜歯後、唾液・血液が付着したガーゼやワッテ、抜去歯などの感染性廃棄物と一般ゴミに分別し、廃棄します。器材もディスポーザブルと再使用に分別し、再生処理が必要なものは、用手洗浄や超音波洗浄、ウォッシャーディスインフェクター（WD）での洗浄を行った後、滅菌・保管します。滅菌不可の器材は洗浄後、高水準消毒をして保管します。

洗浄では、汚染物の確実な除去のために医療用洗剤を使用し、洗剤メーカー指定の濃度・温度・時間を遵守します。用手洗浄では、被洗浄物は洗剤用液中に全体を浸漬し、溶液内でブラッシングした後、水洗します。

超音波洗浄は、キャビテーション効果で汚れを落としますが、キャビテーションで発生した気体がエアロゾルとなるため、作動中は洗浄槽に蓋をすることを推奨します（**図3**）。

バーなどの細かい器材は確実に超音波が伝達されるガラスビーカー、または金属製のコップに入れます。ゴム・シリコーンなどの軟性のものや、小器具を茶こしなどの網状の容器に入れてしまうと、超音波による洗浄効果は減少するので注意しましょう。

すすぎ・乾燥・包装においては、洗剤の残留がないように流水下で十分な水洗を行い、その後、乾燥します。乾きにくいヒンジのある器材には、繊維が付着しないマイクロファイバークロスを使用するとよいでしょう（**図4**）。

WDは熱水を用いた洗浄・消毒から乾燥までを全自動で行え、B型肝炎ウイルスを不活化できる器械です。

滅菌・保管では、完全に乾燥していることを確認し、滅菌物と非滅菌物を区別して埃に触れたり湿度の影響を受けたりしないよう、床から20cm以上離れた扉つきの清潔な空間で保管します。なお、処置内容や適応部位別に分けて保管すると（**図5**）、準備のときに1つずつ揃えるよりも時間効率が上がります。滅菌物には使用期限を明記し、その期限内で日付の古いものから使いましょう。

【参考文献】
1）泉 廣次，工藤逸郎（監）：口腔外科学 第4版．学建書院，東京，2008．
2）全国歯科衛生士教育協議会（監）：歯科衛生士教本 顎・口腔粘膜疾患 口腔外科・歯科麻酔．医歯薬出版，東京，2016．
3）全国歯科衛生士教育協議会（監）：最新歯科衛生士教本 歯科診療補助論 第2版．医歯薬出版，東京，2017．

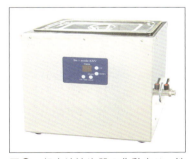

図❸ 超音波洗浄器の作動中は、洗浄槽の蓋をする

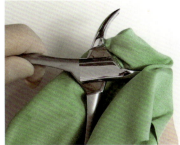

図❹ 繊維付着のないマイクロファイバークロスの使用

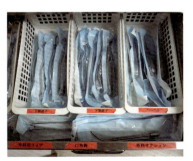

図❺ 抜歯鉗子を仕分けして保管

9-3
歯周外科

埼玉県・入江歯科医院　歯科衛生士　**入江悦子**

　歯周外科治療の適応は、歯周基本治療後の再評価によります。深い歯周ポケットが残存している場合や、軟組織・硬組織の形態異常によるプラークコントロールの不良や歯周炎が再発しやすい場合、審美障害や適切な修復・補綴物の装着を妨げるような解剖学的形態異常など、歯周病原細菌の活動を抑えることが難しい状況が挙げられます[1]。

　歯周外科治療を行うには、インフォームド・コンセント（説明に基づく同意）を得たうえで、全身状態や口腔衛生状態が良好かつ非喫煙者が適応となります。

　歯周外科治療はその目的により、根面を清掃して軟組織を根面に付着させる組織付着療法、形態修正を行って歯周ポケットを減らす切除療法、組織を再生させて新付着を得る歯周組織再生療法、形態を修正して審美性や機能性を得る歯周形成手術の4つに分類されます。どの方法を選択するのかは、骨欠損形態や口腔衛生状態、歯周ポケットの深さ、プロービング時の出血、X線所見などから判断します[1]。

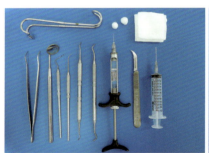
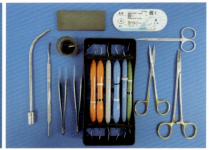
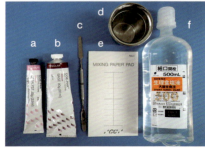

図❶　歯周外科に必要な器材。a：歯周包帯材コーパックキャタリスト、b：歯周包帯材コーパックベース材、c：スパチュラ、d：ステンレスカップ、e：紙練板、f：生理食塩水

Q1 歯周外科治療を行う際の注意点は？
事前準備・説明、手術当日、術中、術後における感染管理上の注意点をそれぞれ書き出してみましょう。

【事前準備・説明】

【手術当日】

【術中】

【術後】

Q2 あなたの施設では、歯周外科治療に用いる器材をどのように処理していますか？
使用器材を、処理別に書き出してみましょう。

【感染性廃棄物】

【洗浄・滅菌】

Q1 歯周外科治療の際の注意点

A 歯周外科治療のアシスタントワークをスムーズに行うために、マニュアルやチェックリストなどを作成・共有して確認しながら進めると、準備や説明の漏れを防げます。

1．事前準備・説明

手術前日までに、器材の準備を完了しておきます。器材準備一覧表を作成し、ダブルチェックを行うことでミスを防げます。また、感染防止のために手術環境の整備が必要です。手術室がなく歯科用ユニットで行う場合は、不要なものを排除し、ゴミや埃がないようにします。手術室の清掃を行うスタッフは、キャップ・ゴーグル・マスク・グローブを着用し、清潔なクロスを用いて高い場所から低い場所へと拭きます（図2）。床は清潔なモップを用い、入口から遠い場所を起点にして出口へと清拭します。

患者さんの不安や疑問を軽減できるように、事前に手術内容や術後の合併症について十分に説明をしておく必要があります。とくにフラップ手術では、根面への刺激や術後の歯肉退縮から知覚過敏が生じる可能性があるため、多くの場合は一過性であり、時間とともに軽減することを伝えます。また、歯肉退縮に伴って歯間鼓形空隙が拡大することも事前に説明しておきます。

2．手術当日

患者さんの口腔内清掃後、清潔域アシスタントは手術時手洗いをし、手術用器材を展開します。観血処置においては、清潔域・不潔域を明確にした準備、手術時手洗いや滅菌ガウン・滅菌グローブの装着が必要です。スタッフは正しい手順を確実に習得しておきましょう。当院では、手洗い場の壁に写真つきの手指衛生マニュアルを掲示しています（図3）。

3．術中

術中、器材の受け渡しには十分な注意が必要です。メスなどの鋭利な器材は直接術者へ手渡しせずに、専用トレーまたはメイヨー台などの決まった場所を取り決めておくと、針刺し・切創事故の防止になります。術中に血液などで汚染された器材は、滅菌精製水を含ませた滅菌ガーゼで拭き取ります。

4．術後

術後、患者さんに服薬や自宅での口腔清掃方法を説明します。ただし、患者さんは手術で緊張・疲労しているため、帰宅後にも確認できるように注意事項の説明書を渡すとよいでしょう。

手術翌日は手術部位の消毒のために来院してもらい、状態を確認します。抜糸後は、術後用の軟毛ブラシを用い、軽い力でブラッシングを行うように指導します。また、術野の感染防止のためには、洗口剤の使用も有効です[2]。

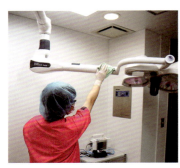

図❷ 手術室の清掃は高い場所から低い場所へ

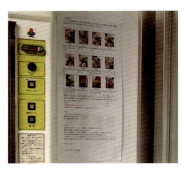

図❸ 手術時手洗いは、手順を壁に貼って確認しながら行う

Q2 歯周外科治療後の器材の処理方法

A 歯周外科治療における器材の処理方法のフローを図4に示します。

使用直後に洗浄できない場合は、血液などの汚染物の乾燥・固着を防ぐため、血液凝固防止スプレーを用います（図5）。

洗浄中、持針器の把持部内側を擦過しすぎるとタングステンインサートが剥がれ、器材の劣化の原因になるので、注意しましょう（図6）。また、有鉤ピンセットの先端は汚染物が残留しやすいので、気をつけましょう。外科用バキュームチップは、医療用洗剤中で専用ブラシを用いて洗浄します（図6）。

- 一般ゴミとして廃棄：紙練板
- 感染性廃棄物：ガーゼ、注射針、麻酔用カートリッジ、メス、針つき縫合糸、ミニウムシリンジ
- 洗浄・滅菌：基本セット、麻酔用注射器、グレーシーキュレット、超音波スケーラー、砥石、骨膜剝離子、持針器、歯肉バサミ、有鉤ピンセット、無鉤ピンセット、口角鉤、外科用バキュームチップ、骨ノミ、骨ヤスリ、ラウンドバー、ゼックリアバー、タービン用ハンドピース、止血鉗子

【参考文献】
1）日本歯周病学会（編）：歯周治療の指針2015．医歯薬出版，東京，2016．
2）日本歯周病学会（編）：歯科衛生士のための歯周治療ガイドブック．医歯薬出版，東京，2012．

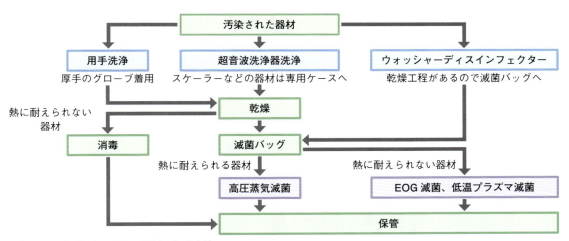

図❹　歯周外科治療に用いる器材の処理方法のフロー

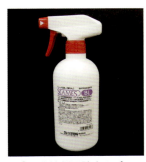

図❺　血液凝固防止スプレー（シーメスBL：クリーンケミカル）

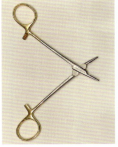
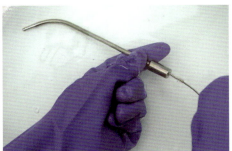

図❻　左：持針器などは開いた状態で洗浄する。右：外科用バキュームチップは専用ブラシを用いて洗浄する

10 歯科用ハンドピースの取り扱い

㈲ハグクリエイション　口腔科学修士　歯科衛生士　**柏井伸子**

　歯科用ハンドピース（以下、HP）は、非常に身近な歯科医療機器です。歯科医師が保存や補綴治療などに用い、抜歯や歯周外科、インプラント治療における外科処置では、低速回転のものや超音波を応用した機器にも使用されます。また、歯科衛生士も歯面研磨や超音波スケーリングで多用します。HPは「高度管理医療機器」という位置づけであり、用途に応じて内部の構造は異なりますが、唾液・血液・組織片などの汚染物が迷入・残留しやすく、それが故障の原因になってしまうという共通点があります[1]。

　最初に、HPのボディ部分に記されている表示をチェックしましょう。製造者によりデザインは多少異なりますが、世界共通の135℃という耐熱温度が必ず表記されており、滅菌時の温度は135℃以下ということがわかります。さらに、「ウォッシャブルマーク」がついているものがあり（図1a）、これは内部洗浄可能を意味しています。汚染物除去には洗浄が重要で、どのタイプでも外側は洗浄しますが、このマークの有無で内部洗浄の可否が異なるため、個々に合わせた対応が必要です。

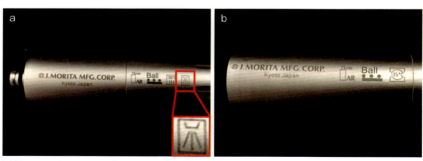

図❶　a：ウォッシャブルマーク（シャワーが出ているようなマーク）あり、b：なし

Q1 あなたの施設では、使用済み HP をどのように処理していますか？

器材処理では、「洗浄→消毒または滅菌→保管」を行いますが、HP はどのように処理すればよいでしょうか。処理の各ステップとともに、使用する洗剤の種類などを書き出してみましょう。

Q2 あなたの施設では、用手洗浄以外の処理方法がありますか？

近年では、HP 専用の洗浄・滅菌が可能な機器が販売されています。非常に効率がよく作業時間も短縮されますが、動作確認が必要です。確認事項を書き出してみましょう。

Q1 HPの処理の流れ

A HPには、内側にも唾液や血液、組織片などが入り込んでいる危険性があり、器材処理のプロセスに基づいて洗浄から処理を始めます。その際、タンパク質分解酵素入りの中性洗剤が必要です。HPの中には、重量軽減のため部分的にステンレス以外の金属が使用されていることもあり、適切に計量・希釈・調整された中性洗剤の使用をお勧めします。内部洗浄が不可であれば、歯ブラシに洗剤をつけてこすり洗いをしてからすすぎます。内部に洗剤やすすぎ用水を入れないように注意しましょう。内部洗浄が可能であれば、洗剤液中にて外側および内側を歯ブラシや細いブラシ（試験管洗いのようなもの）でこすり洗いします（図2）。

洗剤での洗浄後には洗剤成分をよくすすぎ、次の注油を適切に行うために、外側および内側を十分に「乾燥」させます（図3）。内部に水分が残留していると、注油したオイルが拡散しない危険性があるため、圧縮空気で十分に乾燥させます。

次に、スプレー缶や回転させながら注油する自動注油機による「注油」を行います（図4）。余剰オイルがあると、滅菌器の故障に繋がる危険性があります。したがって「油切り」をして排出し、滅菌バッグに包装して滅菌します。

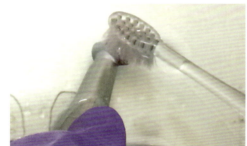
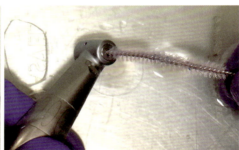

図❷　HPの洗浄では、歯ブラシや細いブラシを使用する

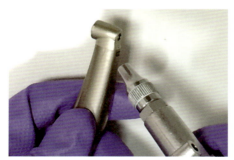

図❸　圧縮空気を使用してHPを十分に乾燥させる

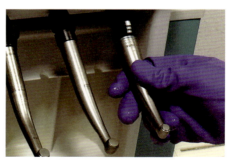

図❹　自動注油器によるHPの注油

Q2 A 　HPの洗浄・滅菌には専用の機器を導入している施設もあり（**図5**）、洗浄後に注油して滅菌まで行われますが、滅菌バッグによる包装はされていません。よって、滅菌状態として保管することはできません。

　その他の器材の洗浄に用いる自動洗浄器にはHPに対応しているものもあり（**図6**）、高圧水流による逆シャワー効果で内部まで洗浄します。ただし、洗浄効果は検証されなければならず、アダプター付きインジケータを使用します（**図7**）。ウォッシャーディスインフェクター（WD）での処理後に注油→油切り→包装→滅菌を行います。

【参考文献】
1）柏井伸子（編著），前田芳信（監）：増補改訂版 歯科医院の感染管理 常識非常識．クインテッセンス出版，東京，2016．

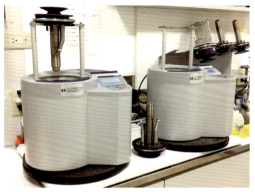

図❺　HPの洗浄・滅菌に対応した機器。滅菌バッグで包装されていないため、滅菌状態として保管はできない

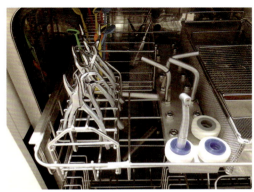

図❻　HP洗浄ユニットつきのWD

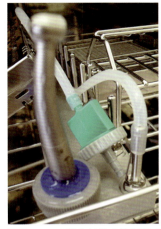 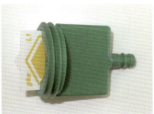 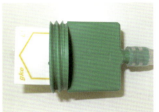

図❼　HPの洗浄効果の検証用インジケータ

10　歯科用ハンドピースの取り扱い

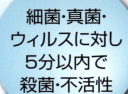

速やかに高水準消毒!

短時間殺菌
細菌・真菌・ウィルスに対し5分以内で殺菌・不活性

簡単使用
緩衝化剤の添加薬液の希釈が不要

高安定性
低揮発性
低刺激性
（対グルタラール）
連続14日間使用

高適合性
器材の材質を傷めにくい

タンパク着色
洗い残しを確認できる

5L　8,000円（税別）

化学的殺菌・消毒剤（医療用器具・機器・装置専用）

劇薬 **フタラール消毒液 0.55%「メタル」**

| 医薬品 | 薬価基準対象外 |

○包装:5L　承認番号:22600AMX00871　●用法・用量　使用上の注意については添付文書をご覧ください。

発売元 太平化学産業株式会社
本　社:大阪市中央区東高麗橋1-19
　　　　TEL06-6942-7241
東京支店:東京都中央区日本橋本町3-7-2
　　　　TEL03-6206-2203

製造販売元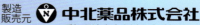
愛知県津島市白浜町字番場52-1

手指衛生と身支度

1 非観血処置時の手指衛生
2 観血処置時の手指衛生
3 個人防護具の必要性
4 非観血処置時の身支度
5 観血処置時の身支度
6 器材の再生処理時の身支度など

1
非観血処置時の手指衛生

群馬県・石原総合歯科医院　歯科衛生士　**佐藤繭美**

　手指衛生とは、手指を清潔にするすべての行為の総称で、手洗いと手指消毒が含まれます[1]。

　では、なぜ手指衛生が必要なのでしょうか？　それは、人間の皮膚には微生物が付着しているからです。それらは定住フローラ（皮膚常在菌）と一過性フローラ（皮膚通過菌）の2つに分けられます（表1）。とくに一過性フローラは、医療に関連した感染に最も多く関与しています。これらの微生物は、医療従事者の手を介して患者さんから患者さんに、また、環境から患者さんに伝播する可能性があります。手指衛生は手指の微生物を減少させる方法として有効で、すべての医療行為に先んじて行われるべきであり、感染予防のなかでも最重要事項の1つです。

　医療施設で行う手洗いの方法は、日常的手洗い（Social handwashing）、衛生的手洗い（Hygienic handwashing）、手術時手洗い（Surgical handwashing）の3種類があります（表2）。非観血処置時は、衛生的手洗いを行います。

表❶　手指に存在する微生物（参考文献[2] より引用改変）

定住フローラ （皮膚常在菌）	表皮ブドウ球菌など	消毒薬でも除去しきれない
一過性フローラ （皮膚通過菌）	大腸菌などのグラム陰性菌や黄色ブドウ球菌などのグラム陽性菌ほか、さまざま	石鹸と流水でほとんど除去できる

表❷　手洗いの種類とタイミング、目的（参考文献[2] より引用改変）

種類	タイミング	目的
日常的手洗い	トイレなど日常的行為の前後の手洗い	物理的な汚れを除去する
衛生的手洗い	医療行為前後の手洗い	一過性フローラを除去する
手術時手洗い	観血処置（手術）に際しての手洗い	一過性フローラを除去し、定住フローラも可能なかぎり減少させる

2章　手指衛生と身支度

Q1 非観血処置時の手指衛生を行う際の注意点は？

非観血処置時の手指衛生をより効果的に行うためには、指先の身だしなみなど、気をつけるべき点があります。具体的な例を書き出してみましょう。

Q2 非観血処置時の衛生的手洗い（流水や速乾性手指消毒薬を使用する場合）の手技は？

衛生的手洗いにおいて、手指の洗う部位や手順を書き出しましょう。また、どのような部位に洗い残しが生じやすいかも考えてみましょう。

【洗う部位】

【洗う手順】

【洗い残しが生じやすい部位】

1 非観血処置時の手指衛生

Q1 爪・手拭き・肘下

手指衛生を行う前には、爪を短く切ります。マニキュアが剥がれていると汚染が残りやすいため、ネイルアートや人工爪はつけないようにしましょう。なお、手洗い前は指輪やブレスレット、腕時計などは外します（図1）[1]。

手洗い終了後の手拭きには、ディスポーザブルのペーパータオルが適しています。布製のタオルなどを複数回または多人数で繰り返し使用するとタオルが汚染され、交差感染の感染源になる危険性があるため、避けましょう[3]。

また、肘から下はいつでも手洗いできるように露出させておきます。感染対策の観点からは、カーディガンなどの長袖部分には湿性生体物質が付着しやすく、手洗いの妨げにもなって不潔なため、着用は避けましょう（図2）。

Q2

衛生的手洗いでは、手のひらや甲、指の間、指、指先・爪、手首を洗います。手順（図3、4）と洗い残しやすい部位（Point参照）をしっかり覚えておきましょう。

【参考文献】

1）CDC：Guidline for Hand Hygiene in Health-Care Setting. http://www.cdc.gov/mmwr/pdf/rr/rr5116.pdf（2019年10月1日アクセス）
2）小林寛伊，大久保憲，他：消毒薬テキスト 第5版 エビデンスに基づいた感染対策の立場から．共和企画，東京，2016.
3）WHO：WHO Guideline on Hand Hygiene in Healthcare. https://www.who.int/gpsc/5may/tools/9789241597906/en/（2019年10月1日アクセス）
4）柴田仙子，藤田明子：感染防止の基本と対策．血液診療，2（1），2004.

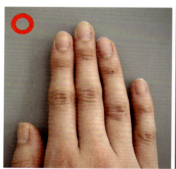
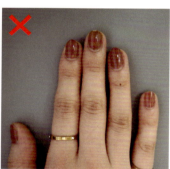

図❶　手指衛生前のよい例（左）、悪い例（右）

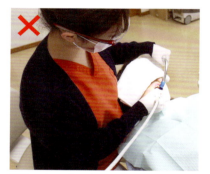

図❷　カーディガンなどの長袖部分は汚染されやすいため、着用を避ける

Point

洗い残しが生じやすい部位[4]

手洗い時には、親指とその周り、指先、指の間などに洗い残しが生じやすいため、その点を的確に把握して意識すると、手洗いの質が高まります。

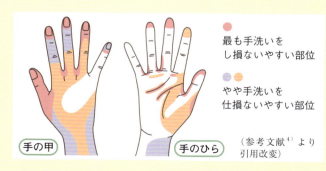

最も手洗いをし損ないやすい部位

やや手洗いを仕損ないやすい部位

手の甲　　手のひら

（参考文献[4]より引用改変）

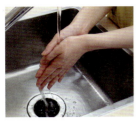 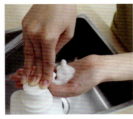 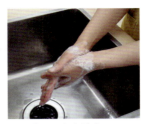 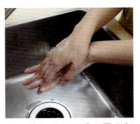

a：手を流水で濡らす　　b：手指洗浄剤を手に取り、泡立てる　　c：手のひらを洗う　　d：手のひらで手の甲を包むように洗う。反対側も同様に洗う

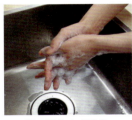 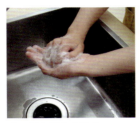 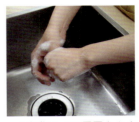 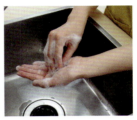

e：指の間をよく洗う　　f：指までよく洗う　　g：親指とその周囲をよく洗う　　h：指先・爪をよく洗う

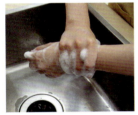 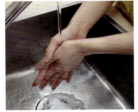 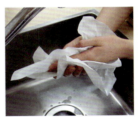

i：手首を洗う　　j：流水でよく洗い流す　　k：ペーパータオルで拭く

図❸ a～k　衛生的手洗いの手順例（流水を用いる場合）（参考文献[2]より引用改変）

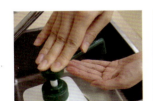 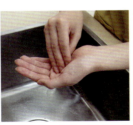 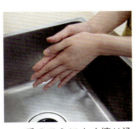 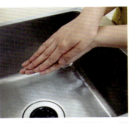

a：アルコール擦式製剤を手のひらに取る※　　b：両手の手指に消毒薬を擦り込む　　c：手のひらによく擦り込む　　d：手の甲に擦り込む。反対も同様に擦り込む

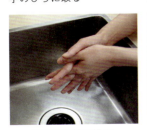 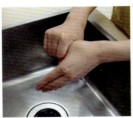 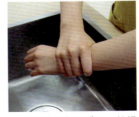

e：指の間に擦り込む　　f：親指とその周囲に擦り込む　　g：手首も忘れずに、乾燥するまで擦り込む

※）規定量の目安は15秒以内に乾燥しない程度の量。メーカーによって押し切り1プッシュの量に相違があるため、確認することが望ましい

図❹ a～g　衛生的手洗いの手順例（速乾性手指消毒薬を用いる場合）（参考文献[2]より引用改変）

1　非観血処置時の手指衛生

2

観血処置時の手指衛生

群馬県・石原総合歯科医院　歯科衛生士　**佐藤繭美**

　手術中に術野が細菌で汚染されると、手術部位感染（Surgical Site Infection：SSI）を引き起こす危険性が高まります。手術に使用する滅菌グローブは、破損が確認された際に交換することは当然ですが、術中に破損やピンホールが生じる危険性は否定できません。したがって、滅菌グローブを装着していても絶対安全というわけではありません。

　手指衛生は、術前に術者の手指の細菌を消毒して減少させることにより、術中に滅菌グローブが破損した場合でも、手指の皮膚に存在する細菌によって術野が汚染されるのを防ぐ目的があります[1]。とくに観血処置時（手術時）の手洗いには、スクラブ法、ツーステージ法、ラビング法があります。

　なお、手術時手洗いにおけるブラシの使用は、皮膚にダメージを与えて手荒れを招き、細菌を増殖させ、手術部位感染の発症率を高める危険があると指摘されています[2]。また、手術部位感染の発症率を従来のスクラブ法とラビング法で比較した結果、有意な差はないとされています[3]。そのため、近年では従来のスクラブ法より簡便かつ手荒れが少ない手術時手洗いとして、ラビング法が推奨され、普及しています。

Q1 手術時手洗いの方法は？

手術時手洗いにおいても、指輪の着用やマニキュアは推奨されません。スクラブ法、ツーステージ法、ラビング法それぞれの手洗い方法を書き出してみましょう。

【スクラブ法】

【ツーステージ法】

【ラビング法】

Q2 手術時手洗いは、どこをどのように行う？

手術時手洗いを行う部位と手順を書き出してみましょう。

【洗う部位】

【洗う手順】

2 観血処置時の手指衛生　　81

Q1 A 非観血処置時の手指衛生と同じように、観血処置時の手指衛生を行う際には、爪は短く切り、汚染防止のため、マニキュアや人工爪はつけないようにします[4]。また、指輪やブレスレット、腕時計などは外します[4]。

おもな手術時手洗いの方法

スクラブ法、ツーステージ法、ラビング法の手術時手洗い方法を表1に示します。ツーステージ法やラビング法で用いるアルコール擦式製剤には、さまざまなメーカーのものがあります。したがって、それぞれの特徴を理解したうえで使用しましょう（図1）。

Q2 A ### 手術時手洗いの部位と手順

手術時手洗いは、肘関節上部10cmの範囲まで行います。手洗いを行う部位は、指先、爪の間、手のひらや甲、指の間、親指とその周り、手首から腕、肘上までです。それらの部位を洗うためには、手順をしっかり覚えておく必要があります（図2）。

表❶　おもな手術時手洗いの種類と方法

種類	方法
スクラブ法	スクラブ剤とブラシを用いて手と前腕をブラッシングし、消毒を行う
ツーステージ法	スクラブ剤を用いた手洗い後、アルコール擦式製剤で消毒を行う
ラビング法	ブラシを使用せず手指洗浄剤で手洗い後、アルコール擦式製剤を手指から前腕に擦り込み消毒を行う

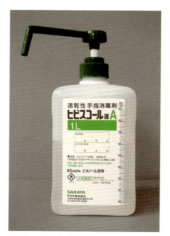

図❶　筆者が使用しているアルコール擦式製剤（ヒビスコール液A：サラヤ）

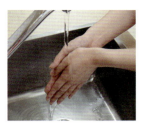 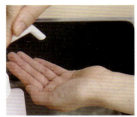 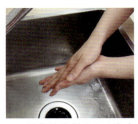

a：手指から前腕部を流水で濡らす　　b：手指洗浄剤を手に取る　　c：手指洗浄剤をよく泡立てる

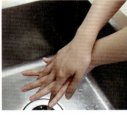 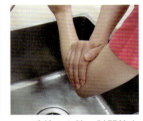 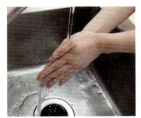

d：指先、爪の間、手のひらや甲、指の間、親指とその周りまでこする　　e：手首から腕、肘関節上部10cmまでこする　　f：流水で洗い流す（水道水でよい）

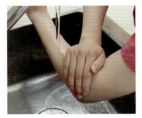 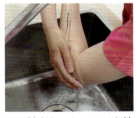 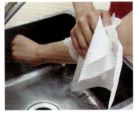

g：指先から腕を洗い流す　　h：肘上までしっかりと洗い流す　　i：水分を拭き取る（未滅菌のペーパータオルでよい）

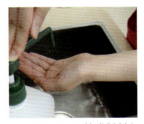 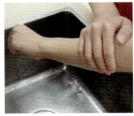 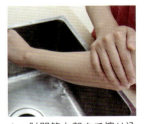

j：アルコール擦式製剤を手に取る　　k：指先、爪の間、手のひら、手の甲、指の間、親指とその周り、手首から腕に擦り込む　　l：肘関節上部まで擦り込み、完全に乾燥させる

図❷ a～l　手術時手洗い（ラビング法）の手順例（参考文献[4]より引用改変）

【参考文献】
1）CDC：Guidline for Hand Hygiene in Health-Care Setting. http://www.cdc.gov/mmwr/pdf/rr/rr5116.pdf（2019年10月1日アクセス）
2）手術医療の実践ガイドライン改訂委員会（編）：手術医療の実践ガイドライン（改訂版）．日本手術医学会，東京，2013．
3）Parient JJ, Thibon P, Heller R, Roux YL, Theobald Pv, Bensadoun H, et al.: Hand-Rubbing With an Aqueous Alcoholic Solution vs Traditional Surgical Hand-Scrubbing and 30-day Surgical Site Infection Rates-A Randomized Equivalence Study. JAMA, 288(6): 722-727, 2002.
4）WHO：WHO Guideline on Hand Hygiene in Healthcare. https://www.who.int/gpsc/5may/tools/9789241597906/en/（2019年10月1日アクセス）

3
個人防護具の必要性

群馬県・石原総合歯科医院　歯科衛生士　**佐藤繭美**

　医療現場における感染対策の基本は、感染症の有無にかかわらず、すべての患者さんに感染のリスクありと考えて対応し、医療従事者と患者さんを感染から守ることです。

　近年、一般病院の医療現場と同じように、歯科医療機関においても米国疾病予防管理センター（Centers for Disease Control and Prevention：CDC）が提唱する標準予防策（Standard precaution）の遵守が推奨されています[1]。

　感染症の有無については、患者さんから自己申告が得られない場合や、無症状の期間にある患者さんでは、自分自身ですら感染の事実を知らない場合もあります。また、感染症の検査をしていても、ウインドウ期というウイルス感染の初期段階で血液中のウイルスや抗体が検出されない期間が存在するため、感染症が見逃されてしまう危険性もあります（表1）[2]。以上の理由から、医療従事者が来院するすべての患者さんの感染症を把握することは、事実上不可能です。

　したがって、患者さんの血液や体液などに曝露する可能性があるときには、医療従事者を守り、医療従事者を介した患者さんへの交差感染を予防するために、個人防護具（Personal Protective Equipment：PPE）の装着が重要です。PPEとは、「粘膜、気道、皮膚および衣服を病原体との接触から守るために単独または組み合わせて用いられる種々のバリアおよびレスピレータ（マスク等）のこと」と定義されています[2]。

表❶　HBV、HCV、HIV の一般的な潜伏期間とウインドウ期（参考文献[4]より引用改変）

	HBV（B型肝炎ウイルス）	HCV（C型肝炎ウイルス）	HIV（ヒト免疫不全ウイルス）
潜伏期	30～180日	12～180日	6ヵ月～15年
血清学的検査ウインドウ期	34～59日	9日～3.3ヵ月	11～22日

Q1 PPEの種類と役割は？

あなたの施設には、どのようなPPEがありますか？ その種類と役割（目的）について、考えて書き出してみましょう。

Q2 PPEの適切な着脱方法は？

PPEの着脱の順番をそれぞれ書き出して、なぜ着脱の順番が大切なのか考えてみましょう。

【着用する順番】

【外す順番】

【着脱の順番が大切な理由】

3　個人防護具の必要性

PPE の種類には、グローブ、マスク、ゴーグル・フェイスシールド、エプロン・ガウンがあります（表2、図1）。

PPE の適切な選択

PPE を選択する際に重要なのが、実施する処置に合わせて、汚染に曝露すると予測される箇所をカバーできるものを適切に選ぶことです。そのためには、PPE の種類とその役割（目的）を熟知することが重要です（表2）。PPE の着用が不十分な場合は、感染のリスクに晒されます。また、過剰な PPE の着用は、時間・労力・コストの無駄に繋がります。

表❷　PPE の種類と目的

種類	目的
グローブ	手によって運ばれる危険性のある感染性物質への曝露から、患者さんと医療従事者を保護する
マスク	患者さん由来の感染性物質との接触から、医療従事者の口と鼻を保護する
ゴーグル・フェイスシールド	血液や体液などが飛散する処置の際に、医療従事者の目や顔を保護する
エプロン・ガウン	露出している部位の皮膚や衣服を保護する

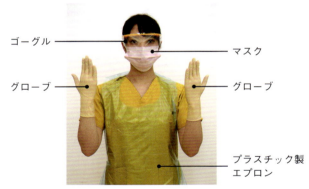

図❶　PPE の着用例

> **Column**
>
> ### CDC による感染管理の考え方
>
> CDC では、「病原体と宿主因子はコントロールが困難であるため、微生物移動の阻止は感染経路に向けられるべきである」としています[3]。この感染経路を遮断するための有効な手段が PPE です。PPE の着用は、手指衛生と並んで感染対策の基本です。

Q2 PPEの着脱順とその遵守の大切さ

A PPEは着用するときと外すときの順番が異なります（**図2、3**）。着用時は、PPEを取り出す前に必ず手指衛生を行い、正しい手順で着用して、PPEの汚染を防止します。

また、PPEを正しい順番で外すことで、衣服や手・皮膚の汚染を防げます。外すときは汚染されたPPEの表面を素手で触れないようにし、外した後は適切に廃棄して、必ず手指衛生を行いましょう。

感染経路の遮断を適切に実施することにより、周囲の汚染や交差感染を防げます。PPEを正しく着脱して、医療従事者と患者さんを感染から守りましょう。

【参考文献】
1）満田年宏, 丸森英史（監訳）：歯科医療における感染管理のためのCDCガイドライン. 国際医学出版, 東京, 2004.
2）満田年宏（訳著）：隔離予防策のためのCDCガイドライン―医療環境における感染性病原体の伝播予防2007. ヴァンメディカル, 東京, 2007：57.
3）Garner JS, Hospital Infection Control Practices Advisory Committee, CDC：Guidelines for Isolation Precaution in Hospitals. Infect Control Hosp Epidemiol, 17（1）：53-80, 1996.
4）厚生労働省：平成16年版血液事業報告. 感染症報告とウインドウ期. https://www.mhlw.go.jp/new-info/kobetu/iyaku/kenketsugo/2a/dl/2b.pdf（2019年10月1日アクセス）

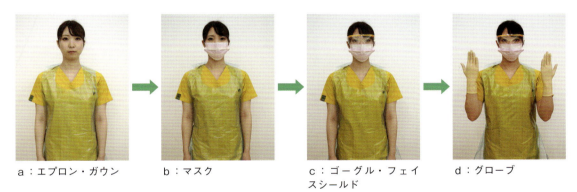

a：エプロン・ガウン　　b：マスク　　c：ゴーグル・フェイスシールド　　d：グローブ

図❷ a〜d　PPEを着用する順番。エプロン・ガウンの着用前には手指衛生を行う

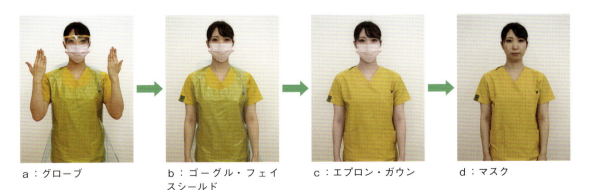

a：グローブ　　b：ゴーグル・フェイスシールド　　c：エプロン・ガウン　　d：マスク

図❸ a〜d　PPEを外す順番。グローブを外した後とマスクを外した後は手指衛生を行う

4

非観血処置時の身支度

群馬県・石原総合歯科医院　歯科衛生士　**佐藤繭美**

　非観血処置とは、手術などの外科処置以外のすべての処置のことです。歯科治療は、切削や洗浄といった行為を頻回に行う性質上、他の医科領域、たとえば内科診療などと比較して、非観血的処置でも相当量の飛沫が発生します。とくにエアタービンによる歯の切削処置では、多くの切削片やエアロゾルが飛散します。また、超音波スケーラーを使用する処置でも、血液や血液・膿を含む唾液などが飛散します。

　米国疾病予防管理センター（Centers for Disease Control and Prevention：CDC）による歯科医療における感染管理のための CDC ガイドラインでは、「歯科処置中、および血液・体液の飛散や噴霧の発生が予測される診療中は、鼻と口を覆う外科用マスク、および頑丈なサイドシールド、またはフェイスシールド付きの防護用の眼鏡を着用すべきである」とされています[1]。この場面の個人防護具（PPE）でとくに重要なのが、グローブ、マスク、ゴーグル・フェイスシールドです[2]。携わる処置に応じて必要な PPE を選択しましょう（表1）。

　なお、PPE を着用するうえでは、その目的を知り、正しい着脱方法を身につけることが重要です。本章3（P84）の解説を参照して、熟知しておきましょう。

表❶　処置別の PPE 着用例（一例のため、PPE は必要に応じて適切に着用する）

診療内容	PPE
非観血処置（口腔内写真撮影、X 線写真撮影など）	グローブ
血液や唾液に触れるが飛沫が伴わない処置（環境整備や印象採得など）	マスク、グローブ、エプロン
血液や唾液の飛沫が伴う処置（超音波スケーラーの使用時や歯の切削処置、器材の洗浄時など）	マスク、グローブ、エプロン、ゴーグル・フェイスシールド

Q1 PPEの着脱方法は？

PPEは処置に合わせて選択し、正しい着脱方法を身につけることが大切です。とくに重要なグローブ、マスク、ゴーグル・フェイスシールドの着脱方法を書き出してみましょう。

【グローブ】

【マスク】

【ゴーグル・フェイスシールド】

Q2 PPE着用中の注意点は？

PPEの着用中、感染管理上どのようなことに注意すべきでしょうか。日常診療を振り返り、グローブとマスクについて書き出してみましょう。

【グローブ】

【マスク】

4 非観血処置時の身支度

Q1 A 正しい着脱のポイント

グローブは自分の手に合うサイズを選択し、手指衛生を行ってから着用します（図1）。グローブにはピンホールなどの小さな穴が空いていることがあり、着用後に確認が必要です。グローブを外すときはその表面に触れないように気をつけます（図2）。

マスクの着用ではプリーツを下向きにし、鼻と口をしっかり覆います（図3）。外すときはマスクの表面に触れないようにします（図4）。

ゴーグル・フェイスシールドは、自分の眼部や顔面にフィットするように調節して着用します（図5）。着用中や外すときは、その表面は汚染されているため、触らないように気をつけます。

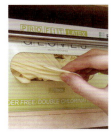 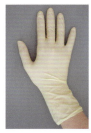 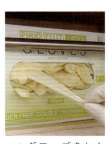 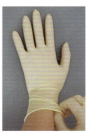 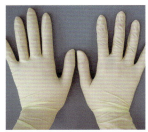

a：グローブを1枚つまみ出す　b：グローブの手首部分を掴み、片手に着用する　c：グローブをした手でもう1枚のグローブをつまみ出す　d：同様に着用する　e：たるみがないように、手首までしっかり伸ばす

図❶ a〜e　手指衛生を行った後のグローブのつけ方

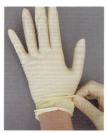 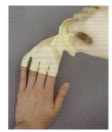 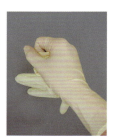 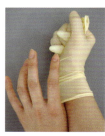 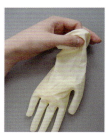

a：グローブをした一方の手の指で反対側の裾の端を掴む　b：汚染面が内側になるように剥ぎ取る　c：外したグローブを握る　d：素手になった手を、はめているグローブの内側に差し入れる　e：汚染面が内側になるように剥ぎ取り、感染性廃棄物容器に廃棄する

図❷ a〜e　汚染グローブの外し方

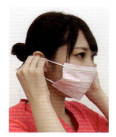 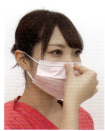 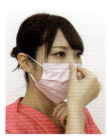 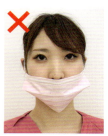

a：ゴムを耳にかける　b：ノーズピースを鼻の形に合わせる　c：鼻を押さえたまま顎までマスクを伸ばす　d：不適切な例。鼻が覆われていない

図❸ a〜d　マスクのつけ方

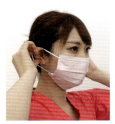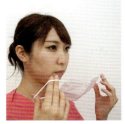

a：ゴムの部分を持つ　　b：マスクを外し、感染性廃棄物容器に廃棄する

図❹ a、b　マスクの外し方

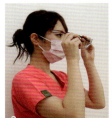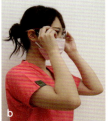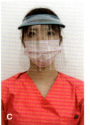

図❺　a、b：ゴーグルの着用方法、c：フェイスシールドの着用例

Q2 グローブとマスクの着用中のNG例

グローブは患者さんごとに交換します。グローブをしたままの手洗いやアルコール擦式製剤などの速乾性手指消毒薬の使用は、グローブが劣化する危険性があるため、行わないようにしましょう（**図6**）。

マスクは水や湿気に触れると効力が減少するため、汚れたり濡れた際にはすみやかに交換します。使用したマスクを腕にかけたり（**図7a**）、ポケットに入れてはいけません（**図7b**）。また、顎下部には飛沫が付着している可能性があるため、一度マスクを顎にかけてしまうとマスク内面が汚染されます。したがって、いわゆる"顎マスク"はやめましょう（**図7c**）。

【参考文献】
1) 満田年宏，丸森英史（監訳）：歯科医療における感染管理のためのCDCガイドライン．国際医学出版，東京，2004．
2) 歯科診療における院内感染対策に関する検証等事業実行委員会（編）：一般歯科診療時の院内感染対策に係る指針 第2版．https://www.mhlw.go.jp/content/10800000/000510349.pdf（2019年10月1日アクセス）

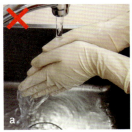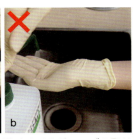

図❻　感染管理の観点から避けるべきグローブの取り扱い。a：グローブをしたままの手洗い、b：グローブをしたままアルコール擦式製剤を使用

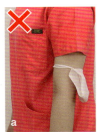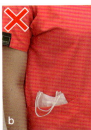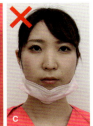

図❼　感染管理の観点から避けるべきマスクの取り扱い。a：腕にかける、b：ポケットに入れる、c：顎にかける

5
観血処置時の身支度

群馬県・石原総合歯科医院　歯科衛生士　**佐藤繭美**

　歯科における主要な観血処置として、抜歯やインプラント埋入手術などの外科処置があります。観血処置時の感染予防対策のおもな目的として、以下の2点が考えられます。

1. 患者さんから医療従事者への感染防止
2. 患者さんの手術部位感染（SSI）の防止

　この2点を意識することで、効率的に感染対策を行えます。

　口腔内の手術は、手術創の汚染レベルの分類では準清潔域（Clean-contaminated）に分類されています（表1）[1]。観血処置の種類によって個人防護具（PPE）を適切に選択し、着用することが大切です（表2）。

表❶　手術創の汚染レベルの分類（参考文献[1]より引用改変）

Class Ⅰ／清潔（Clean）	感染のない手術創で、炎症がないもの。呼吸器、消化器、生殖器、尿路は含まない。心臓や骨・関節の手術はこのカテゴリーに含まれる
Class Ⅱ／準清潔（Clean-contaminated）	管理された状態で、呼吸器、消化器、生殖器、尿路を含む異常な汚染のない手術創。胆道、虫垂、膣、口腔咽頭を含む手術はこのカテゴリーに含まれる
Class Ⅲ／不潔（Contaminated）	偶発的な新鮮開放創や、無菌手技に重大な破綻のある手術創。胃腸管からの著しい洩れや、内部に非化膿性の急性炎症のある切開創
Class Ⅳ／汚染–感染（Dirty-infected）	壊死組織が残っている古い外傷。もしくは、感染状態または内臓穿孔のある古い外傷。術後感染の病原体が手術前から手術野に存在していることを示している

表❷　処置別の PPE 着用例

診療内容	PPE	手指衛生
洗浄や切削時など、血液や唾液の飛沫が伴う処置（外科処置など）	グローブ、マスク、ガウン、ゴーグル・フェイスシールド	衛生的手洗い
準清潔域で行う観血処置（インプラント埋入など）	グローブ、マスク、ガウン、ゴーグル・フェイスシールド、キャップ	手術時手洗い

Q1 滅菌ガウンの着用方法（ガウンテクニック）は？
滅菌ガウンの正しい着用手順と注意点を書き出してみましょう。

【着用手順】

【注意点】

Q2 滅菌グローブの着用方法は？
滅菌グローブの正しい着用手順を書き出してみましょう。

【着用手順】

Q1 A 滅菌ガウンを着用する際は、直接介助者が触れられない部分を間接介助者が介助し、着用します(図1)。着用時には手で滅菌ガウンの表面に触れないように注意します。

Q2 A 清潔域の操作においては、滅菌グローブを正しく装着することが重要です(図2)。グローブは手のサイズに合ったものを選び、表面を触らないように気をつけて装着します。また、グローブの装着後は環境表面に触れたり、ゴーグルやマスクに触れないように注意します。

【参考文献】
1) CDC: Guideline for prevention of surgical site infection. https://www.cdc.gov/infectioncontrol/guidelines/ssi/index.html(2019年10月10日アクセス)
2) Raad II, Hohn DC, Gilbreath BJ, et al.: Prevention of central venous catheter-related infections by using maximal sterile barrier precautions during insertion. Infect Control Hosp Epidemiol, 15: 231-238, 1994.
3) Mermel LA, McCormick RD, Springman SR, Maki DC: The Pathogenesis and epidemiology of catheter-related infection with pulmonary artery Swan-Ganz catheters: a prospective study utilizing molecular subtyping. Am J Med, 91: 197S-205S, 1991.
4) Leonas KK, et al.: The relationship of selected fabric characteristics and the barrier effectiveness of surgi-cal gown fabrics. Am J Infect Control, 25(1): 16-23, 1997.
5) Association for the Advancement of Medical instrumentation(AAMI). Liquid barrier Performance and classification of protective apparel and drapes intended for use in health care facilities. Arlington, AAMI, 2003.

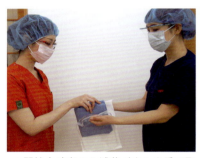
a:間接介助者から滅菌ガウンを受け取る

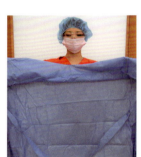
b:肩部の内側に両手を入れ、滅菌ガウンを広げる

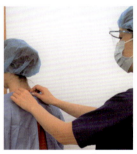
c:マジックテープを止め、首紐を結ぶ

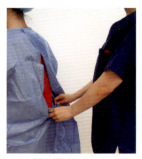
d:内紐を結ぶ

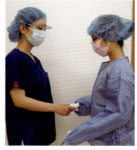
e:間接介助者が回した紐を受け取る。間接介助者はベルトガイドを引き、紐から外す

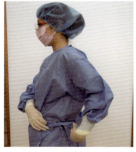
f:直接介助者は紐を結ぶ

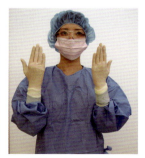
g:滅菌ガウンと滅菌グローブの着用完了

図❶ a〜g 滅菌ガウンの着用例

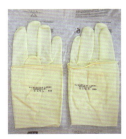 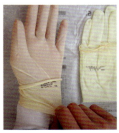 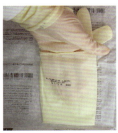 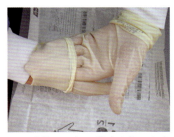

a：滅菌グローブの内包を開く。手で内包を持っていたため、清潔野では開かない

b：手首の折り返し部分を持ちながら着用し、折り返し部分は伸ばさない

c：反対の滅菌グローブの折り返し部分に、滅菌グローブを着用した手を入れる

d：手首のほうへ引くようにしながら、折り返し部分をしっかり伸ばす

図❷ a〜d 滅菌グローブの着用例

Column

ガウンの選択

医科でインプラント手術といえば、整形外科の人工関節や循環器内科のペースメーカー埋め込みのように、人工物を埋め込む手術全般を指します。一方、歯科でインプラント手術といえば、デンタルインプラントの埋入手術を指します。感染予防対策の観点から考えると、両者の違いは術野の清潔度です。

- 医科のインプラント
  →清潔野の手術＝無菌の術野
- 歯科のインプラント
  →準清潔野の手術＝常在菌が存在し得る術野

清潔度が高い場所で行われる手術では、滅菌ガウンが必須となります。また、手術ではなくとも、中心血管内留置カテーテル（Central Vascular Catheter：CVC）を挿入する際は、高度無菌バリアプレコーション（Maximal Sterile Barrier Precautions）*) の使用により感染リスクが軽減することが知られており、推奨されています[2, 3]。

以上を踏まえて滅菌ガウンの着用目的を考えてみると、以下のことが考えられます。
①術者側の感染予防、②手術部位の感染予防、③無菌的処置時、術者の衣類に付着している埃や病原体によって患者さんや器材、インプラントが汚染されることの予防

したがって、清潔野での処置の際、これらの目的に合致するため、滅菌ガウンを着用することは妥当と考えられます。では、準清潔野である歯科領域においてはどうでしょう。①の目的は妥当であると考えられますが、②と③はどうでしょうか？

術野には、ある程度の常在菌が存在します。また、クリーンルームを備えている歯科医院はごく少数です。実際、手術は通常の診療室で行われていることが多いようです。このような歯科医院の環境下で、滅菌ガウンが術後創感染予防になるというエビデンスは、渉猟し得た範囲ではみられません。しかし、血液や体液などの湿性体物質の曝露防止にはガウンが有効で、とくにガウンのバリア性は重要です。ガウンの種類による血液や体液、病原体に対する汚染予防効果の違いについての検討によると、液体バリア性の高いガウンでは、より汚染予防効果が高いことが報告されています[4]。

なお、AAMI（米国医療機械振興会）では、滅菌ガウンのバリア性の基準を設けています[5]。滅菌ガウンとして販売されているものの多くはその基準を満たしており、入手も比較的容易なので、安全のために用途に合わせてガウンを選択し、使用するとよいでしょう。

＊）高度無菌バリアプレコーション：最大限の感染対策ともされる。キャップ、マスク、滅菌グローブ、滅菌ガウン、患者の全身を覆うことのできるサイズの滅菌ドレープを使用することと定義されている

6
器材の再生処理時の身支度など

群馬県・石原総合歯科医院　歯科衛生士　**佐藤繭美**

　器材の洗浄・消毒・滅菌などの再生処理時は、感染管理の視点から、個人防護具（PPE）を適切に使用して曝露防止を図ることが重要です。米国疾病予防管理センター（Centers for Disease Control and Prevention：CDC）のガイドラインでは、「呼吸器系、皮膚、眼、鼻、口の粘膜を介した感染性病原体や化学物質への曝露を防ぐため、医療従事者が適切な個人防護具を着用するようにする」[1]と推奨されています。

　再生処理する器材のなかには、観血処置用のものから非観血処置用のものまで、さまざまなものが含まれます。また、診療エリアから再生処理エリア（消毒コーナー）に戻される際には、すべての器材が汚染されています。

　器材の再生処理の際は、汚染物の飛散や器材による創傷の危険性もあります。無防備なまま扱うと、職業感染に繋がる可能性があります。そのため、使用済みの器材は感染の危険があるという認識をもった対応が必要です。では、どのような PPE の着用が必要なのでしょうか？　それは、キャップ、ゴーグル、マスク、グローブ、エプロン、履物です（表1）[2]。

表❶　器材再生処理時の PPE 着用例（参考文献[2]より引用改変）

キャップ	髪の毛をすべて収めることができるもの
ゴーグル	視界を妨げないもの
マスク	口・鼻を覆うことができるもの
グローブ	厚手で頑丈なもの、素材によっては二重に着用する
エプロン	防水性のもの
履物	防水性のもので、かかとやつま先を覆うことができ、落下した鋭利物にも対応可能なもの

Q1 器材の再生処理時における PPE の着用目的は？

器材の再生処理時には、表1に示す PPE を必要とすることがあります。それぞれの着用目的を考えて書き出してみましょう。

①キャップ：

②ゴーグル：

③マスク：

④グローブ：

⑤エプロン：

⑥履物：

Q2 通年における身支度時の注意点

感染管理上、身支度ではどのようなことに注意すべきでしょうか？ ウェアのほか、思いつくことを書き出してみましょう。

Q1 各PPEの着用目的

A 器材の再生処理時の身支度として、キャップ、ゴーグル、マスク、グローブ、エプロン、履物を適切に着用します（**図1**）。

①キャップは、器材の洗浄時は飛沫などによる頭髪への汚染防止、清浄化された器材類を取り扱う際に頭髪などの落下による異物混入防止、作業環境の汚染防止のために着用します。

②ゴーグルは、とくに器材の洗浄業務では飛沫による眼の汚染防止のために着用します。

③マスクは、飛沫による鼻や口の粘膜への汚染防止のために着用します。

④グローブは、穿刺耐性のあるものを選びましょう[3]。厚手のグローブは、器材による穿通や創傷の防止になります（**図2**）。

⑤エプロンは、湿性体物質から汚染を防御するため、撥水性または防水性のあるものを選びましょう。プラスチック製エプロンは汚染の浸透を防止します。

⑥履物は、防水性があり、つま先を含めた足全体を覆えるものを選びましょう。器材の落下による穿通防止にもなります。

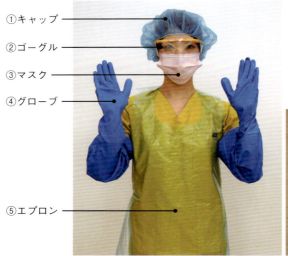
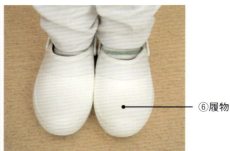

図❶ 器材の再生処理時のPPE着用例

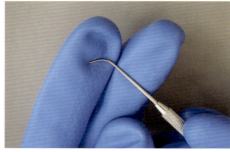

図❷ 厚手のグローブなら、比較的安全に作業ができる。専用品が手に入りにくい場合、代用品として、ホームセンターなどで販売されている肘丈の作業用防水グローブを用いても、安価で有用性が高い

通年において、処置による汚染防止のためにウェアは半袖とし、カーディガンなどは着用せず、肘から下は露出している状態が望ましいでしょう（図3）。

また、日常かけている眼鏡などはゴーグルの代用にはなりません。同様に、日常着用しているウェアもエプロンの代用にはならないので注意しましょう。

履物は、サンダルや足の甲などに穴の空いたデザインのシューズ、つま先の出ているナースシューズは避けましょう。

【参考文献】
1）満田年宏（訳・著）：医療施設における消毒と滅菌のためのCDCガイドライン2008．ヴァンメディカル，東京，2009．
2）島崎 豊，吉田葉子：医療器材の洗浄から滅菌まで．ヴァンメディカル，東京，2013．
3）田口正博，西原達次，吉田俊介（訳），小林寛伊（監訳）：歯科医療現場における感染制御のためのCDCガイドライン．メディカ出版，大阪，2004．

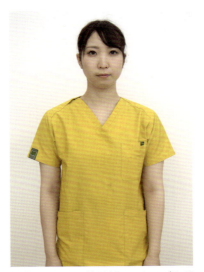

図❸　ウェアの着用例。スクラブなどでは、インナーウェアを着用する際は注意する

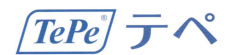

TePe from Sweden
予防歯科の先進国スウェーデンから

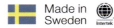

スウェーデンのテペ社の歴史は、1965年に木彫刻家のヘニング・エクルンド（Henning Eklund）がマルメ大学歯学部からの依頼を受けて、歯間部のクリーニング専用のウッドスティックを作ったことから始まりました。

テペの製品は予防歯科先進国であるスウェーデンの大学をはじめ、世界の歯科医師・歯科衛生士の協力のもとで作られており、機能性に優れています。

また、「グッドデザインをすべての人に」という発想の北欧生まれならではのデザイン性の高さや、環境に優しいこともテペ製品の特長です。

スウェーデンの薬局で購入されている歯間ブラシの82.3%はテペ製品です
Nielsen, pharmacy total, MAT TY(interdental brushes), 2015

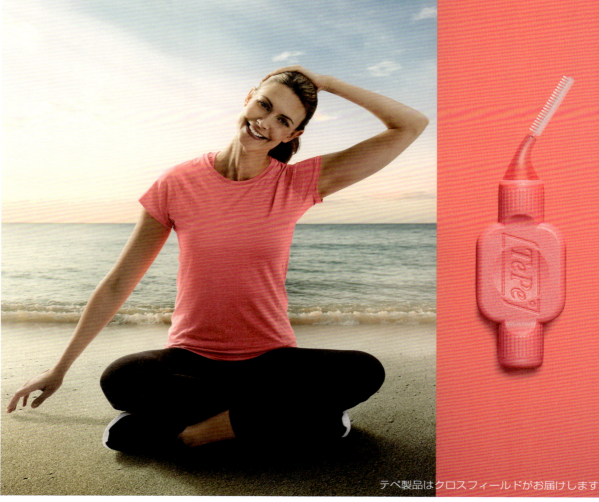

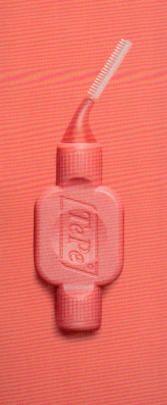

テペ製品はクロスフィールドがお届けします

販売元：クロスフィールド株式会社
〒130-8516　東京都墨田区江東橋1-3-6　TEL 03-5625-3306　FAX 03-3635-1060
URL：http://www.crossf.com　E-mail：cf@yoshida-net.co.jp
輸入元：株式会社吉田製作所

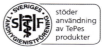

スウェーデン歯科衛生士会はテペ製品を推奨しています

インプラント治療

1 術前準備
2 術中介助時の注意点
3 術後処理

1 術前準備

新潟県・オリーブデンタルハウス　歯科衛生士　**佐藤久美子**

　他の歯科処置と同様、インプラント治療においても患者さんへの事前説明や器材の準備など、術前にやるべきことは数多くあります。そのため、漏れがないように各項目に応じたチェックリストを作成し、スタッフ全員で情報を共有していなければなりません（図1）。また、使用する器材は細かいパーツのものも多く、骨切削用エンジン（以下、エンジン）などの機材が必要になることもインプラント治療特有といえます。

　確実な感染管理を行わなければ、術後感染を引き起こしてしまう危険性があります。院内に手術室がなくても、外科処置を行う際には適切な環境設定が必要です。とりわけインプラント治療は、感染を拡大しないように、スタッフの個人防護具着用をはじめ、患者さんへはドレーピングを行います。患者さんが他の処置時と様子が違うことに驚いて、不安を抱えることもあります。正しい知識をスタッフ間で共有し、患者さんに適切な説明ができれば、安心してインプラント治療を受けられることに繋がります。

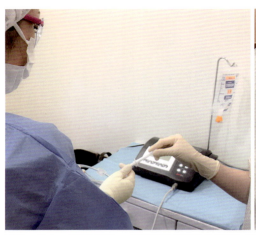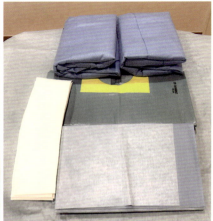

図❶　スタッフ間で正しい感染管理の知識を共有しておくことが必要。左：器材の確認。右：感染を防ぐために用いるドレーピングセット

Q1 事前に行うべき準備項目を、担当スタッフの役割ごとに書き出してみましょう。

担当スタッフ間でお互いにわかりやすい準備リストを作成します。院内で決められた手順や患者さんの動線に従って、漏れのないように書き出してみましょう。

Q2 ドレーピングの必要性を、患者さんにどのように説明すればよいでしょうか？

歯科医院でドレーピングする処置を患者さんは想像していたでしょうか？　不安を感じさせないためには、どのような事前説明が必要か、書き出してみましょう。

1　術前準備　103

インプラント治療の外科処置では、器材出し担当（直接介助者）、外回り担当（間接介助者）などが必要で、施設によっては兼任するケースもあるでしょう。また、担当者が欠勤しても他のスタッフがフォローできるように、マニュアルを作成しておくことが大切です。

事前の器材処理が適切に行われていなければ、術後感染を引き起こす可能性があります。直前に器材を確認するのではなく、保管状態に支障を来して再処理が必要となった場合でも対応できるように、時間に余裕をもって確認しておきましょう（図2）。

事前準備の内容は、施設によって多種多様です。サージカルガイド（図3）が必要な場合は、ガイドを作製したメーカーが推奨する手順で準備します。また、骨造成術などを併せて行う場合には、必要な器材を追加しなければなりません。各術式ごとのリストを作成し、準備しましょう。

どのような器材でも、予備を確保しておきましょう。手術中にドリルやインプラント体が落下してしまったときに対応できるよう、在庫チェックも大切です。手術中に器材を誤って汚染してしまい、予備がない場合には、フラッシュ滅菌で対応します。しかし、あくまでも緊急時のみの使用とし、まずは代用の器材があるかどうかを担当医に相談しましょう[1]。

 ## 介助者の役割

直接および間接介助者は、必ず事前に担当医と処置内容や必要器材などについて打ち合わせをしておきます。術前の患者説明を兼任する場合は、個人防護具を装着する前に行います。

滅菌済み器材を間接介助者とともに展開する際には、器材を汚染しないように気をつけます。ドリリングに際しては、骨の火傷を避けるために生理食塩水による注水が必要不可欠です[2,3]。注水ノズルを間接介助者とともにエンジンに装着し、動作確認をしましょう。

環境整備

間接介助者がはじめに行うことは、環境整備です。観葉植物や絵画、カレンダー、カーテンなど、ほこりが溜まって微生物の温床となる危険性のあるものは排除します。その後、清掃を行い、清潔な環境を整えます。監視モニターやエンジンなど、インプラント手術に必要な器材の設置や動作確認も間接介助者が行いましょう。清潔域の確保には直接介助者と協力をして、滅菌された素材でラッピングをしておきます。

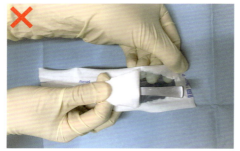
図❷　開封方法を誤ると、器材が汚染される

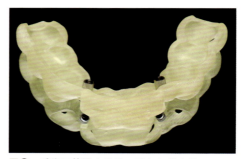
図❸　手術に使用するサージカルガイド

Q2 ドレーピングの必要性

A　患者さんのなかには、「こんな大がかりな手術をするの!?」と驚き、緊張する方もいます。インプラント手術はドレープ材を使用する処置であることを事前にお話ししましょう。

ドレーピングは清潔域を確保し、不潔域と分けて感染を予防する目的で行います[4]。器材を展開する際にも汚染しないように注意します。

1．ドレーピングの手順

患者さんは手術という言葉だけで緊張します。そのうえ、ドレーピングで突然視界を奪われたら、どれほど恐怖を感じるでしょうか。事前に、いつ、どのようにドレーピングを行うかを患者さんに伝えておきましょう（図4）。

2．ドレープ材の選び方

昨今、多くのメーカーからさまざまなドレープ材が販売されています。手術に用いるドレープ材には感染予防および環境汚染防止という目的があるため、適切な素材を選択しなければなりません。ドレープ材に求められる条件を以下に挙げます[4,5]。

- 表面に付着した血液や体液、微生物の汚染物を拡散させない「吸水性」
- 付着した液体を浸透させない「撥水性」
- 隔壁目的の「バリア性」
- 摩擦で繊維くずを発生しない「低発塵性」

また、長時間患者さんの肌に密着するため、軟らかさなどの快適性も重要です。ドレープ材は使用後の処理や発塵の影響を考慮し、滅菌済みのディスポーザブル製品を用います。

3．ドレーピングの注意点

患者さんはドレーピングによって視界を奪われ、他の感覚に意識が向いています。私たちは患者さんの視線を感じず手術に集中できますが、局所麻酔下の患者さんは感覚が鋭敏になっていることを忘れてはなりません。また、ドレープ材はバリア性が高いため、患者さんが汗だくになる場合もあります。通常、手術室内の適温は24～26℃ですが[6]、個々の患者さんや季節を考慮し、適宜間接介助者が調節しましょう。

また、聴覚が鋭敏になっている患者さんの不安を煽らないように物音や会話に配慮し、音楽や声かけで緊張を和らげましょう。

【参考文献】

1) 柏井伸子（編著），前田芳信（監）：増補改訂版 歯科医院の感染管理 常識非常識 QA で学ぶ勘所と実践のヒント．クインテッセンス出版，東京，2016．
2) 堀内克啓：インプラント外科 基本手技と自家骨移植のポイント．クインテッセンス出版，東京，2010．
3) 日本口腔インプラント学会（編）：口腔インプラント治療とリスクマネジメント2015．日本口腔インプラント学会，2015．
4) 柏井伸子，山口千緒里，入江悦子：書き込み式 歯科衛生士のためのインプラントのきほん．DHstyle 増刊号，12（14），2018．
5) 菅井清美，橘 文夫：手術用ガウンの着用実態調査．繊維製品消費科学，43（8）：55-61，2002．
6) 日本手術医学会：手術医療の実践ガイドライン2013．2013．

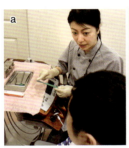 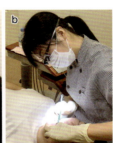 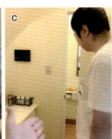 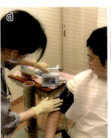 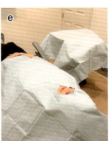

図4　ドレーピングの手順。a：事前説明→b：口腔内清掃→c：排泄の誘導→d：監視モニター装着→e：ドレーピング

2 術中介助時の注意点

新潟県・オリーブデンタルハウス　歯科衛生士　**佐藤久美子**

インプラント手術中に留意すべき点は多岐にわたります。

インプラント手術にかかわる歯科衛生士は、術中のどのポイントにおいても、針刺しなどの偶発事故のリスクが潜んでいることを忘れてはなりません。とくに術中介助時は、手術に集中する担当医との連携不足により、重大な事故に繋がることもあります。

術中、術野を鋭利な器材によって不用意に傷つけてしまい、術後感染を引き起こすことも避けなければなりません。そのためには器材の慎重な取り扱いとともに、担当医とのカンファレンスにおいて、手術ごとに術式を確認しておきましょう。

私たち歯科衛生士は、術中に遭遇するさまざまな場面を想定して、どのように対応したらよいのか、感染管理に不足がないかを確認する必要があります。器材をどのように取り扱えばよいのか、細かくチェックしていきましょう（図1）。

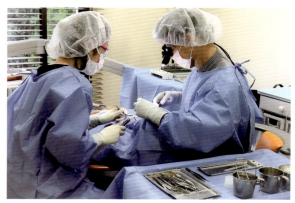

図❶　施設により使用する器材は異なる

Q1 インプラント手術中にとくに注意しなければならないことを、スタッフ全員で検討してみましょう。

施設によって器材台のレイアウトや術中介助者の動線が異なります。患者さんへの声がけや施設特有のヒヤリハットポイントを考えてみましょう。

Q2 術者のグローブが破損してしまいました！　そのときどうしますか？

手術中にグローブが破損した場合、ただちに気づくでしょうか？　破損に気づいたらどうするのか、その対応手順をあらかじめ決めて書き留めておきましょう。また、グローブの破損頻度や破損原因も併せて考えてみましょう。

Q1 A 声がけの必要性

声がけは、患者さんの不安を和らげ、術中に患者さんが不用意に動くことを防ぐために必要です。患者さんはドレーピングされていますので、私たちは表情を把握できません。通常の治療と異なるため、強い不安から身体を動かしてしまう方もいます。その際、手を出すなどの行動によってドレープ材が汚染されることは避けなければなりません。術前に患者さんの緊張状態などを把握し、患者さんの性格を踏まえた声がけを想定しておくことが大切です。

患者さんは、「手術状況を知りたい好奇心旺盛な方」や「メスや切開といった言葉が怖いので手術状況は聞きたくない方」などさまざまで、声がけの内容は個々人で異なります。よって、事前の聴き取りを元に適切な対応が必要です。また、通常の治療よりも長い時間同じ姿勢を取り続けるため、患者さんによっては腰や背中の痛みを訴える方もいます。首や腰にタオルを当てるなどの配慮をしましょう。

ヒヤリハット

インプラント手術では、鋭利かつ細かいパーツの器材を多く使用します。よって、介助者は針刺し事故に注意しなければなりません。そのために、「受け渡しゾーン」の設置を推奨します（図2）。その他、「注射針のリキャップは禁止」や「鋭利な器材の向きを統一させる」など、スタッフ間で認識を共有しましょう。

手術に集中している担当医は、使用した器材を乱雑に器材台に戻してしまうこともあります。お互いに針刺し事故を起こさないように、介助者は患者さんへの配慮とともに、器材の管理も行います。直接介助者として術式を十分に理解し、二手先の処置で使用する器材まで考えておくことが必要です。

さらに、使用した器材に血液や唾液、組織片が付着していれば、腐食予防のために滅菌精製水で湿潤させたガーゼで拭き取り処理をして、長もちさせることも重要な役割です。器材の拭き取りには生理食塩水ではなく、必ず滅菌精製水を選択します。その理由は、生理食塩水に含まれている塩分が腐食を招く危険性があるため[1]です（図3）。

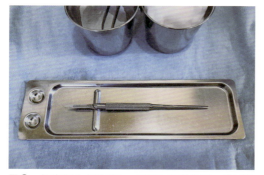

図❷ 担当医も介助者も、針刺し事故には十分に注意する。その対策として、器材の「受け渡しゾーン」を設置しておくとよい

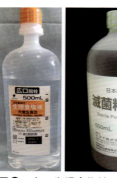

図❸ 左：生理食塩液、右：滅菌精製水。口腔内用、器材用と、用途は分かれている

グローブの破損を確認したら、汚染を拡大させないためにもただちに担当医に報告し、新しいグローブに交換する必要があります。

グローブは装着時間が長いほど破損の危険性が高まります（図4）。事前カンファレンスの際に手術の所要時間を確認し、時には手術スケジュールにグローブの交換を組み込むことも必要です。交換のタイミングに関する明確なガイドラインは存在しませんが、装着後2時間を目処に交換するとよいでしょう[2]。

長時間グローブを装着していると、汗と体温によって細菌が増殖してしまいます。事前に手術時手指消毒を行ったとしても、手指には常在菌が存在します。そのため、長時間装着して破損した際には、その細菌が術野にSSI（Surgical Site Infection：手術部位感染）の発症を引き起こす危険性があります。

また、グローブが破損することで、患者さんの体液や血液が術者や介助者に付着し、感染を招く危険性もあります。グローブは私たちを職業感染から守ってくれる個人防護具の代表的なものです。日常的に使用しているからと過信せず、グローブの破損や長時間装着に気がついたら、躊躇せずすぐに交換するという意識が大切です（図5）。

 ダブルグローブ

近年、国内外のガイドラインにおいて、手術用手袋の二重装着「ダブルグローブ」が推奨されています（図6）。術野の汚染防止および職業感染防止の面でより高いプロテクション効果を得られるでしょう。ダブルグローブによる内側手袋のピンホール発生率は、有意に少ないと報告されています[3,4]。

グローブを二重に装着すると指先の感覚が鈍るため、導入を躊躇する医療従事者もいます。今後は、何らかの問題が発生した際の費用と比べた導入コストの検討や、より高い感染管理への意識と関心によって、ダブルグローブの標準化が進むように願っています。

【参考文献】
1）メンテナンスマニュアル出版委員会：器械の正しいメンテナンス法 第8版．日本医科器械学会，2007．
2）西口幸雄：術前・術後ケアのこれって正しい？Q&A100．照林社，東京，2014．
3）SARAYA：手術室の感染対策-Surgical SARAYA．https://med.saraya.com/kansen/surgical/tebukuro.html
4）Tanner J, Parkinson H: Double gloving to reduce surgical cross-infection. Cochrane Database Syst Rev, 2006.

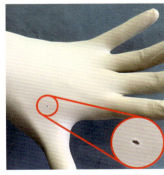
図❹ グローブを長時間装着していると、ピンホールが発生するなどの危険性が高まる

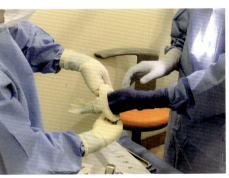
図❺ 手術中でも、グローブが破損したら即座に交換する

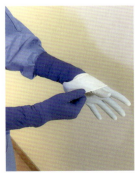
図❻ 感染防止には、ダブルグローブが推奨される

3

術後処理

新潟県・オリーブデンタルハウス　歯科衛生士　**佐藤久美子**

　手術が終了したら、いままで清潔域だった場所はすべて不潔域と捉えます。ドレーピング材・キャップ・ゴーグル・マスク・ガウン・グローブを正しく片づけ、ただちに器材の術後処理を行います。器材に付着した血液や体液はそのほとんどがタンパク質で構成されており、これらが残らないように十分に注意して処理を行うことが重要です。

　器材処理の手順は一般的な観血処置と同じように、「単回使用と再使用製品の分別」→「医療廃棄物の処分」→「洗浄」→「滅菌」→「保管」の順で行います。洗浄には、医療用洗剤を用います（図1）。食器用洗剤と医療用洗剤では、洗浄対象物が大きく異なります。炭水化物や油が付着する食器と異なり、医療用具はおもにタンパク質で汚染されています。医療用洗剤は濃度と温度を管理して使用しましょう[1]。

　器材処理と同時に、手術に用いた部屋の環境も整えておきます。その際に拭掃を行いますが、血液や体液が付着した部分があれば次亜塩素酸ナトリウム（0.5〜1％）で拭き取ります[1]。

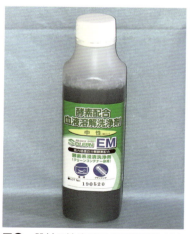

図❶　器材の洗浄時には医療用洗剤を使用する（SクリーンEM：クリーンケミカル）

医療施設によって器材の洗浄方法は異なります。手術後、洗浄は正しく行われていますか？　いま一度確認しておきましょう。
器材処理の洗浄には2つの方法が挙げられます。その後の器材処理の手順も併せて書き出してみましょう。

 鋭利な器材が滅菌バッグを穿孔してしまわないように、どのような点に気をつけたらよいでしょうか？
器材を使用する際、滅菌バッグに穿孔や破袋が認められると、その器材は使用できません。滅菌バッグはパルプ紙などでできているため、穴を開けない工夫が必要です。

昨今はウォッシャーディスインフェクター（WD）が導入されている医院も増えてきましたが、いわゆる手洗いを指す「用手洗浄」で対応している施設も多くあります。「器械洗浄」は誰が行っても一定の効果を期待できますが、「用手洗浄」では担当者によって洗浄効果に差が生じることが考えられます。スタッフ間で洗浄の使用材料や方法のマニュアルを作成・共有し、つねに見直しを行いましょう。

身支度

器材処理を行う際には、付着した血液や体液に触れないように自身を守る個人防護具を装着します。必ずキャップ、ゴーグル、マスク、ガウン、グローブを装着し、足元は落下物によるけが防止のために、サンダルは避けましょう（図2）。また、器材処理中の針刺し事故にも十分に留意します。用手洗浄を行う担当者は、とくに気をつけましょう。

鋼製小物の取り扱い

器材処理の基本的な手順は、本書の「P58、1章9-1：外科処置における器材の処理」に記載されています。インプラント手術では、とくに細かい器材が多く使用されるため、取り扱いには十分に注意し、器材処理中に紛失することのないようにします。誰が見ても理解できる器材リストを作成し、照らし合わせながら処理するとよいでしょう。

取り外しできる構造のものはすべて分解し（図3）、内腔のある部分は歯間ブラシや細い洗浄用ブラシを用いて汚れを取り除きます。ドリルは洗浄・乾燥後に使用する順番に並べ、その際に刃こぼれや錆がないかを入念に確認し（図4）、必ず使用回数をカウントします。使用可能回数内であっても、状態が悪ければ破棄して新品と交換します。使用回数は各メーカーによって異なるので確認しましょう。

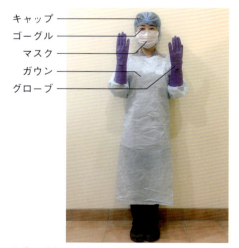

図❷　適切な身支度を整え、器材処理を行う

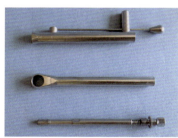

図❸　取り外しが可能な器材は、すべて分解する

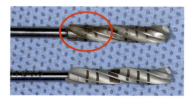

図❹　刃こぼれや錆の有無を確認する

滅菌バッグに破袋や穿孔があると、滅菌状態は維持されません。それらの器材は口腔内で使用せず、再処理が必要となります。滅菌コンテナを用いればそのような問題は解決できますが、タービンやエンジン、予備器材として単包保管しておきたい場合など、滅菌バッグを活用する場面も出てくるでしょう。そこで滅菌バッグが破袋穿孔しない対策が必要となります。以前はシリコーンチューブを短くカットした物を鋭利な器材の先端部分に装着し、滅菌工程を行うことも考案されましたが（図5）、それでは高圧蒸気滅菌器の内部で飽和蒸気が十分に接触せず、滅菌不良の危険性が示唆されました[2]。

滅菌バッグの穿孔対策

当施設では滅菌バッグを使い分けることで、破袋穿孔のリスク軽減に取り組んでいます。滅菌バッグにはロールタイプとセルフシールタイプとがありますが（図6）、シーリングが必要なロールタイプの密閉性は、ヒートシーラーの性能に左右されます。また、適切な教育訓練を受け、適切な操作手順に従って作業しなければ破袋に繋がります[3]。リスクを考慮し、鉗子など重量のある器材はセルフシールの滅菌バッグを用い、比較的軽量な器材はロールタイプを使用します。そして鋭利な器材は滅菌バッグを二重に使用し、穿孔対策としています（図7）。ヒートシーラーの表面に焼け焦げがあるとフィルムの溶解にムラができ、密封性が低下するため、お手入れが必要です。その他器材の使用頻度などを考慮しながら、滅菌バッグの有効利用を心がけています。

【参考文献】
1）柏井伸子（編著），前田芳信（監）：増補改訂版 歯科医院の感染管理 常識非常識 QAで学ぶ勘所と実践のヒント．クインテッセンス出版，東京，2016．
2）ACSIP中材業務及び感染対策研究会：https://www.scsts.net/qa.html
3）日本医療機器学会：医療現場における滅菌保証のガイドライン2015．2015．

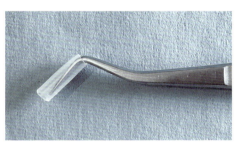

図❺　密閉性の高いシリコーン製のカバーは、滅菌不良を起こしやすい

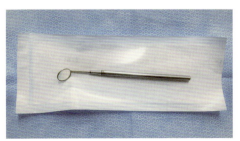

図❻　比較的軽量な器材はロールタイプを使用する

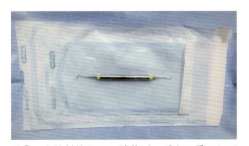

図❼　穿孔対策として滅菌バッグを二重にして使用する。その際、内側のバッグが外側のバッグ内で動く大きさを選択する

公益社団法人 日本歯科医師会 推薦　　公益社団法人 日本歯科衛生士会 共同開発

DHの臨床力を高める eラーニング研修

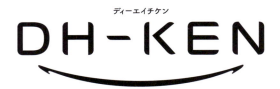
ディーエイチケン
DH-KEN

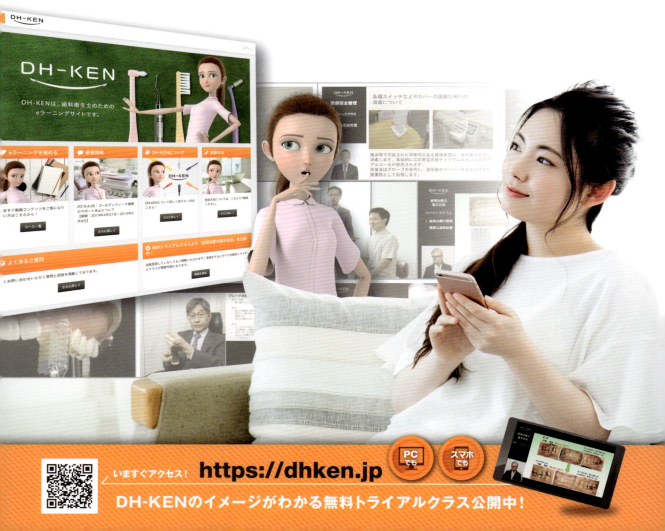

いますぐアクセス！ https://dhken.jp
PCでも　スマホでも
DH-KENのイメージがわかる無料トライアルクラス公開中！

矯正歯科治療

1 感染管理に配慮した事前指導
2 矯正器具の特徴に配慮した
　再生処理方法
3 可撤式矯正装置の注意点

1 感染管理に配慮した事前指導

東京都・馬見塚デンタルクリニック　歯科衛生士　**早川 幸**

　矯正歯科治療を進めて行くうえで最も大切なことは、患者さんやその保護者とのコミュニケーションです。成長段階にある小児や成人矯正の患者さんとのかかわりは長期にわたり、その間に患者さんのライフステージも変化していきます（図1）。

　患児の場合は、小学校に入学後、身体的成長が止まる高校生くらいまでの経過観察期間を含めると10数年という月日が経ちます。また、成人矯正の患者さんの場合は、就職や結婚、出産などで生活環境が変化していきます。短期間で終わるう蝕治療とは異なるため、よりコミュニケーションを重視し、患者さんの生活環境の変化を把握することが求められます。

　矯正歯科治療を開始する前に口腔内の状態をチェックし、唾液検査やブラッシング指導を行うなかで、患者さんの生活環境や家庭環境、協力度などがみえてきます。また、口腔衛生を心がけることで、患者さんおよび術者の感染リスクが減少可能なため[1]、事前の口腔衛生指導はとても重要です。

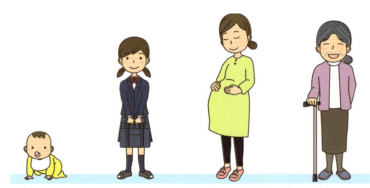

図❶　患者さんのライフステージ。人の一生は、身体的な成長や節目となる出来事（出生、入学、卒業、就職、結婚、出産、子育てなど）によって生活環境が変化する

Q1 矯正歯科治療を始める前の患者教育は？

あなたの施設では、矯正歯科治療開始前にどのようなことを患者さんに伝えていますか？
セルフケアとプロフェッショナルケアの観点から、説明すべきことを書き出しましょう。

【セルフケア】

【プロフェッショナルケア】

Q2 あなたの施設では、矯正装置をどのようにケアしていますか？

矯正装置をケアするときの注意点を書き出してみましょう。

1　感染管理に配慮した事前指導

Q1 A 当院ではすべての患者さんに対してCRT（Caries Risk Test：う蝕活動性試験；図2）やPMTC（Professional Mechanical Tooth Cleaning：機械的歯面清掃）の受診を促しています。

口腔内を清潔に保つように努力しても、装着した矯正装置にプラークが堆積すると、う蝕リスクが高まります[2]。また、歯周病に罹患して歯肉が腫脹した状態で矯正装置を装着すると、矯正治療の進行が妨げられてしまうこともあります。したがって、矯正装置の装着前に現状を把握し（図3）、う蝕処置と歯石除去を行います。

う蝕や歯周病は感染症であるため、矯正装置を装着する前に感染源をできるだけ取り除く必要があります。よって、確実なセルフケアとプロフェッショナルケアを心がけましょう。

プロフェッショナルケア・PMTC

セルフケア後のプラーク再形成は約1～2日に対して、PMTC後はさらに5～6日間延長するとされ、頻回なPMTCは歯肉縁上・縁下細菌叢に影響を与えて細菌数を減らすことができます[3]。当院では、患者さんのリスクに応じて1～3ヵ月ごとの来院時に一部の矯正装置を外し、PMTCの受診を促しています（図4、5）。

Q2 A 当院では矯正歯科治療前の段階から、顎模型や歯ブラシなどの口腔衛生指導用ツール（図6）を用いて、口腔内にワイヤーなどの矯正装置が入っている状態を想定して指導を行っています。また、治療前の歯面清掃開始にあたり、飛沫対策として0.025W／V％ヂアミトール水で洗口させます（図7）。

矯正装置のケア

矯正歯科治療中は十分なセルフケアが困難になる危険性があり、矯正装置の周囲に多量のプラークが付着しているケースも散見されます。したがって、矯正装置を外せる部分は外した状態でケアを行うと、う蝕予防に繋がります（図8）。また、プラークが付着した状態で矯正装置の調整を行うと、プライヤーなどの器具が汚染されてしまいます。さらに、外した矯正装置にもプラークが多量に付着しており、口腔外から取り出すと乾燥による固着が懸念されます。

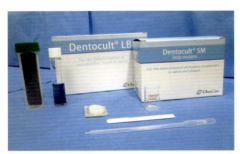

図❷ CRTに用いる唾液検査キット（Dentocult：オーラルケア）。CRTとPMTCの実践により、う蝕リスクの把握と軽減を図る

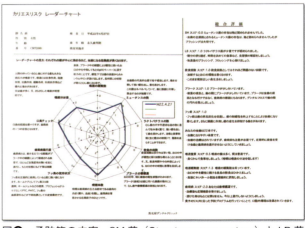

図❸ 予防策の立案。SM菌（*Streptococcus mutans*）とLB菌類（*Lactobacillus*）の現状を把握し、感染を拡げないための予防策を立案する

そのため、まずは水で湿らせたガーゼで拭き取ります（図9）。

Point ワイヤーに付着したプラークを拭き取る際にはアルコールワッテを使いがちですが、アルコールはタンパク質を凝固させてしまうため、使用はNGです。プライヤーに付着したプラークを拭き取る際も同様です。

【参考文献】
1) 柏井伸子（編著），前田芳信（監）：増補改訂版 歯科医院の感染管理 常識非常識．クインテッセンス出版，東京，2016．
2) 川口陽子，中村譲治，藤木省三（編），神崎寛人：矯正治療中のう蝕予防，予防歯科・成功への道．デンタルダイヤモンド増刊号，26(15)：68-71，2001．
3) ペール・アクセルソン，西 真紀子（訳）：本当のPMTC その意味と価値，オーラルケア，東京，2009．

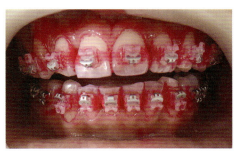

図❹ アーチワイヤーを外してプラークを染め出した口腔内

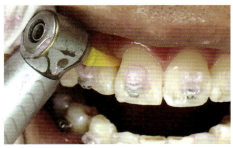

図❺ エバチップ（モリムラ）を使い、最もリスクの高い歯間部のPMTCを行う

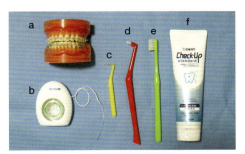

図❻ 口腔衛生指導用ツール（a：顎模型、b：デンタルフロス、c：歯間ブラシ、d：ワンタフトブラシ、e：歯ブラシ、f：歯磨剤）。矯正装置の装着前に確実にセルフケアが行えるよう指導する

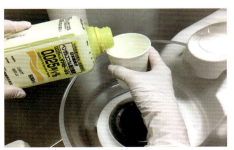

図❼ 0.025W／V％ヂアミトール水（生体消毒薬：丸石製薬）による洗口

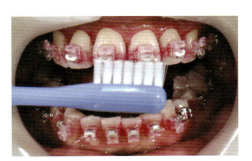

図❽ 矯正装置を装着した状態でのブラッシング指導。セルフケアでは清掃困難な部位を中心に、リスクに応じて歯石除去やPMTCを行う

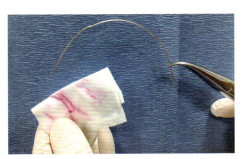

図❾ ワイヤーに付着したプラークをガーゼで拭き取る。付着したプラークは経時的に石灰化し、プラークリテインの歯石となる危険性がある

2 矯正器具の特徴に配慮した再生処理方法

東京都・馬見塚デンタルクリニック　歯科衛生士　**早川 幸**

　矯正歯科治療はインプラント治療や抜歯などの観血処置とは異なり、出血を伴わない非観血処置です。しかし、体液である唾液は感染源となるため、矯正器具の材質や形状などの特徴を踏まえ、使用前後に的確な再生処理を行います（図1）。

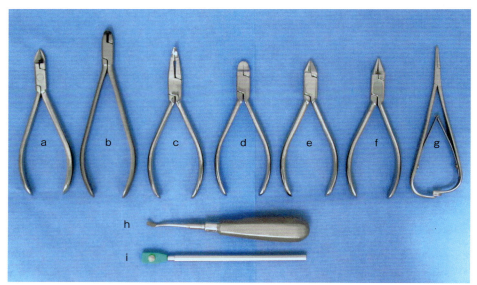

図❶　矯正器具の一例。a：ピンカッター、b：EverFine エンドカッター、c：ユーティリティープライヤー、d：ツイードアーチ、e：スリージョープライヤー、f：ライトワイヤープライヤー、g：モジュールプライヤー 直 溝付き、h：バンドプッシャー、i：バンドシーター（すべてバイオデント）

Q1 あなたの施設では、矯正器具をどのように再生処理していますか？

使用済みのプライヤーやバンドプッシャー・バンドシーターをどのように再生処理しているのか、書き出しましょう。

【プライヤーの処理】

【バンドプッシャー・バンドシーターの処理】

Q2 あなたの施設では、矯正器具をどのように取り扱っていますか？

ブラケット・バンド、Oリング・パワーチェーン、結紮線などは、グローブを装着したまま手に取ってしまいがちです。正しい術前準備と介助について考えて書き出しましょう。

【ブラケット・バンド】

【Oリング・パワーチェーン】

【結紮線】

Q1 矯正器具の再生処理

通常の矯正歯科治療は非観血処置であるため、使用される器具はスポルディングの分類（P34、1章7・表1参照）ではセミクリティカルとなります。舌や粘膜に触れる程度なので、高水準消毒以上で処理をします。

1．プライヤーの処理

当院ではウォッシャーディスインフェクター（WD）にて洗浄から熱水での高水準消毒、乾燥までを行います。プライヤーのヒンジは必ず開いて庫内に入れます（図2）。

2．WDがない場合のプライヤーの処理

タンパク質分解酵素入りの中性洗剤に浸漬後（図3）、洗剤液中で歯ブラシを用いて用手洗浄します（図4）。洗浄後は流水にて完全にすすぎ、十分に乾燥させます。乾燥不良は錆の原因となるため、エアーガンやエアースプレーを用いてヒンジの部分も確実に乾燥させます（図5、6）。

3．バンドプッシャー・バンドシーターの処理

先端の溝にセメントが入り込んでしまうため、超音波洗浄器を用いて目詰まりを取り除きます（図7）。

Q2 矯正器具の取り扱い

1．ブラケット・バンド

汚染されたグローブで収納ボックス内のブラケットやバンドに触れてしまうと、汚染が拡大してしまいます。そのため、必ず高水準消毒以上で処理されたピンセットを使用して取り出します（図8）。

2．Oリング・パワーチェーン

使用済みのOリングやロール状のパワーチェーンは汚染を気にせず使用していることもありますが、ゴムやシリコーン製のものは洗浄が十分に行えず、汚染物が残留してしまう危険性があり、消毒や滅菌も不十分になってしまいます。衛生管理キット（図9）を用いて、ATP（Adenosine triphosphate：アデノシン三リン酸）、ADP（Adenosine diphosphate：アデノシン二リン酸）、AMP（Adenosine monophosphate：アデノシン一リン酸）の数値をチェックしたり、介助者が汚染拡大を防ぐように配慮しましょう（図10、11）。

3．結紮線

結紮線は指ではなく、高水準消毒以上で処理されたピンセットで1本ずつ取り出します（図12）。

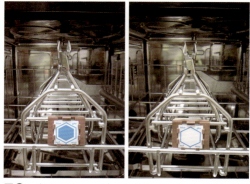

図❷ ウォッシャーディスインフェクターによるプライヤーの洗浄。ヒンジは必ず開いて庫内に入れる。左：洗浄前、右：洗浄後

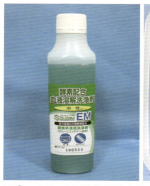 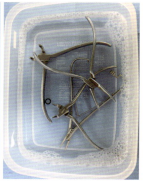

図❸ タンパク質分解酵素入りの中性洗剤（SクリーンEM：クリーンケミカル）にプライヤーを浸漬する

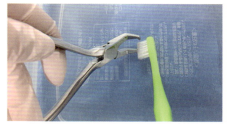
図❹ 中性洗剤液中で歯ブラシを用いてプライヤーを洗浄する

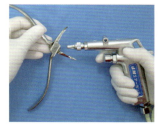
図❺ エアーガンでヒンジを乾燥させる

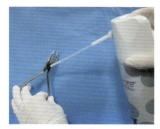
図❻ エアースプレーでヒンジを乾燥させる

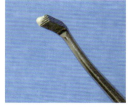
a：セメントが付着したバンドプッシャー

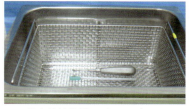
b：超音波洗浄器でバンドプッシャーとバンドシーターを洗浄する

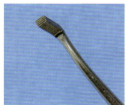
c：超音波洗浄後のバンドプッシャー

図❼ a〜c 超音波洗浄器による器具の洗浄

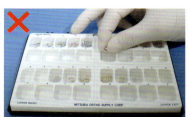
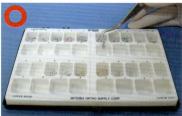
図❽ 収納ボックス内のブラケットやバンドは、指ではなく高水準消毒以上で処理されたピンセットを用いて取り出す

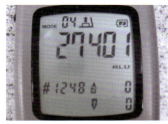
図❾ 衛生管理キット（ルミテスター：キッコーマンバイオケミファ）。口腔内で使用できる ATP・ADP・AMP の数値は100RLU 以下
（日本医療機器学会：洗浄評価判定ガイドライン．2012より引用）

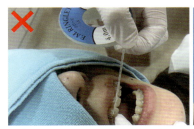
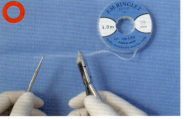
図❿ パワーチェーンは術者が直接取り出さず、介助者が必要な分だけ切って術者に渡す

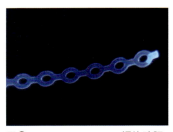
図⓫ パワーチェーンの汚染確認。ブラックライトで照らすと、唾液などで汚染されている部分が光る

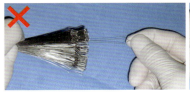
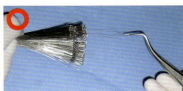
図⓬ 結紮線は指ではなく、高水準消毒以上で処理されたピンセットで1本ずつ取り出す

3

可撤式矯正装置の注意点

東京都・馬見塚デンタルクリニック　歯科衛生士　**早川 幸**

　着脱可能な可撤式矯正装置の衛生管理には、毎日のセルフケアが必要です。清潔に取り扱うことで、う蝕や歯周病などの自己感染のみならず、来院時における飛沫感染の拡大予防にも繋がります。

　可撤式矯正装置の多くは、小児矯正歯科治療で使用されます。学校などで集団生活を送るうえでは、風邪やインフルエンザなどの日常的に起こり得る感染症への配慮が必要です（表1）。どのようなことに注意して可撤式矯正装置を管理すればよいか、一緒に考えてみましょう。

表❶　学校などの集団生活において予防すべきおもな感染症（参考文献[1]より引用改変）

第二種感染症	インフルエンザ（特定鳥インフルエンザを除く）
	百日咳
	麻疹
	流行性耳下腺炎（おたふくかぜ）
	風疹
	水痘（みずぼうそう）
	喉頭結膜炎（プール熱）
第三種感染症	溶連菌感染症
	手足口病

124　4章　矯正歯科治療

Q1 あなたの施設では、可撤式矯正装置をどのようにケアしていますか？

可撤式矯正装置には、プラークだけではなく、歯石様沈着物が付着している場合もあります。ケアの方法を書き出してみましょう。

Q2 矯正治療中の口腔衛生教育はどのように行いますか？

矯正治療中、患児は1〜3ヵ月ごとに来院します。その際、口腔衛生についてどのような教育を行うべきかを考え、書き出してみましょう。

小児矯正歯科治療では多くの場合、可撤式矯正装置を使用し、患児の協力度合いによって治療の進行が変動します。患児はもちろん、その保護者に対しても、う蝕や歯周病が細菌感染で起こる感染症であると伝えます。

また、TBI（Teeth Brushing Instruction：ブラッシング指導）を通してコミュニケーションを円滑にすることが大切です（図1）。指導内容は必ず記録し（図2）、コミュニケーションツールとしても活用しましょう。

可撤式矯正装置の清掃

口腔内を診る前に可撤式矯正装置の状態をチェックします。歯ブラシで飛沫を発生させないように、水を張った容器の中でブラッシングを行います（図3a）。歯石様沈着物が付着している場合は、水中で超音波スケーラーを用いて除去します（図3b）。用手洗浄終了後はリテーナークリーナーに浸漬し、超音波洗浄器で洗浄します（図4）。矯正装置を超音波洗浄器で洗浄している間に、患児の口腔内をブラッシングして清潔にします。その後、矯正装置の適合状態を確認して調整することで、飛沫発生を最小限に抑えられます（図5）。

患児に口腔衛生教育を行い、それを習得すれば、生涯にわたる有用な財産となります。何回でも根気よく伝えて、重要性を認識させることが大切です（図6）。

お口をポカーンとしていないか、チェックする

長期にわたる指しゃぶりや舌癖、鼻呼吸障害などによって口腔機能が十分に発達せず、口唇閉鎖力も弱く、口呼吸している患児が見受けられます[2]。口呼吸は、顎の発達や歯並び、う蝕や歯周病にも影響します。また、気道が細菌やウイルスに感染するリスクが高まり、風邪やインフルエンザに罹りやすくなります[3]。

鼻や咽頭部に疾患がない状態を確認したうえで、あいうべ体操をはじめとする口腔筋機能療法（MFT：Myofunctional Therapy）を用いて、鼻呼吸を促します（図7）。

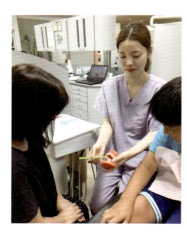

図❶ 患児とその母親との3者説明。会話のなかから、親子間での日常的コミュニケーションの程度を把握する（患児および保護者の許可を得て掲載）

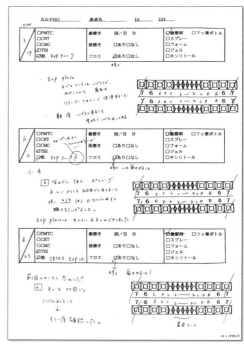

図❷ TBIなどの内容は、必ず記録として残す

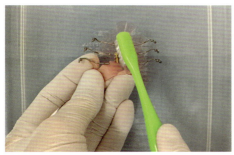
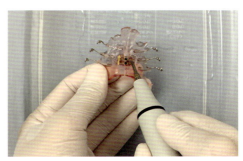

a：歯ブラシによる洗浄　　　　　　　　　　　b：超音波スケーラーによる歯石様沈着物の除去

図❸ a、b　水中での可撤式矯正装置の用手洗浄

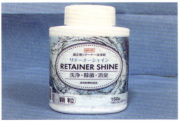
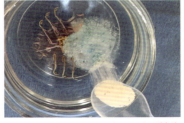
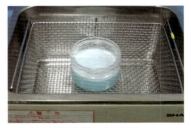

a：リテーナークリーナー（リテーナーシャイン：JM Ortho）　　b：リテーナークリーナーによる洗浄　　c：超音波洗浄器による洗浄

図❹ a～c　リテーナークリーナーと超音波洗浄器を用いた可撤式矯正装置の洗浄

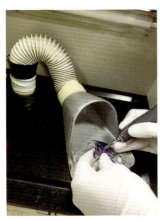
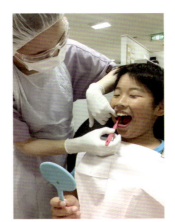

図❺　可撤式矯正装置の調整時は技工台や口腔外バキュームを使用し、切削片の拡散を防ぐ

図❻　患児への指導。コミュニケーションを円滑にし、矯正歯科治療が問題なく進行できるように導く（患児および保護者の許可を得て掲載）

あいうべ体操のやり方

　この運動はお口の問題だけではなく、たとえばアレルギー性疾患や便秘、顔のむくみなど、さまざまな不快症状を改善する可能性があります。歯科治療の機会を通じて、試してみてはいかがでしょうか。

　口を大きく「あ～」「い～」「う～」「べ～」と動かします。運動ですから、できるだけ大げさにします。声は小さいほうがやりやすいです。1日最低30セット（「あいうべ」が1セット）やってください。顎が痛む方は、「い～」「う～」だけでも大丈夫です。

①「あ」お口を大きく開ける
②「い」口角（唇の端）を上方、後ろにしっかりと引く
③「う」お口をすぼめる（お口の周りの筋肉にキュッと力を入れる）
④「べ」舌を出せるところまで下へ出す（舌を出して、戻ったところが本当の舌の位置）⇒舌の正しい位置は思ったより後ろのはずです。ご確認ください。

図❼　当院で患者さんに案内している、あいうべ体操のやり方の一部（参考文献[3]より引用改変）

【参考文献】

1) 日本学校保健会：学校において予防すべき感染症の解説．丸善出版，東京，2018．
2) 山口秀晴，大野粛英，嘉ノ海龍三（監）：MFT入門：初歩から学ぶ口腔筋機能療法．わかば出版，東京，2007．
3) 今井一彰：自律神経を整えて病気を治す！　口の体操あいうべ．マキノ出版，東京，2015．

カラフルな色で、識別がスムーズ

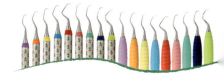

誕生
estブレード

磨かれたシャープな刃と高硬度の鋼材により切れ味が持続

従来品
est

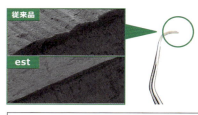

Gキュレット/スケーラー

estシリーズ

【estブレード】は研磨に従来以上の時間と手間をかけた「磨き上げ」と研磨熱による硬度低下を防ぐ「水砥ぎ技術」により実現したシャープで切れ味が持続するブレードです。また、わずかにブレード長を短くすることで、歯肉縁下への挿入や操作時のブレードコントロールがしやすくなり、歯周組織のダメージを抑えて効率的に処置を行えます。

株式会社YDM　製造販売元　株式会社YDM　医療機器許可番号　11B1X10006　　　http://www.ydm.co.jp/
　　　　　　　問　合　先　デンタル事業部　〒114-0014　東京都北区田端6-5-20　TEL03-3828-3161　FAX03-3827-8991

訪問歯科診療

1 訪問歯科診療の準備
2 訪問先での注意点
3 訪問歯科診療時の器材の運搬と処理方法

1 訪問歯科診療の準備

東京都・馬見塚デンタルクリニック　歯科衛生士　**太田知歩**

　訪問歯科診療では、歯科医師や歯科衛生士が患者さんの自宅や入居先の施設・病院に器材を持参し、「入れ歯が痛い」、「入れ歯が壊れてしまった」、「歯が抜けてしまった」、「詰め物が取れてしまった」など、さまざまな訴えにその場で対処しなければなりません（図1）。

　2020年の東京パラリンピック開催などを契機に、バリアフリーの意識がより高まっているわが国においても、障害や加齢、全身疾患などにより、歯科医院で治療を受けることが困難な方がいます[1,2]。とくに身体に障害を有する方や全身疾患を有する方は通院が難しく、治療が必要な状態になりがちです。

　訪問歯科診療時は、口腔内に関する主訴だけではなく、全身疾患にかかわる症状や服用中の薬剤などの治療内容、バイタルサインなどの全身状態を把握しておくことが大切です。

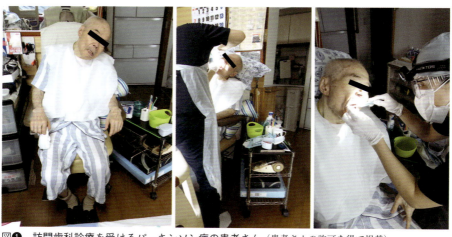

図❶　訪問歯科診療を受けるパーキンソン病の患者さん（患者さんの許可を得て掲載）

Q1 訪問歯科診療の対象となるのは、どのような患者さん？

訪問歯科診療を必要としているのはどのような方で、どういった状態にあるのかを考えて、書き出しましょう。また、私たちが訪問する際の注意点も考えてみましょう。

【対象患者さんとその状態】

【訪問時の注意点】

Q2 訪問歯科診療に必要な器材は？

訪問歯科診療にはどのような器材が必要でしょうか？ とくに口腔ケアの実施を予定している場合に持参するものを考えて、書き出してみましょう。

Q1 A 訪問歯科診療では、高齢者、認知症・脳梗塞・リウマチ・パーキンソン病などの疾患で療養中またはリハビリ中の方、障害を有する方など、歯科医院への通院が困難な患者さんを診察します（図2）。また、病態の進行によって死を回避する方法がない方や、積極的な治療を望まず、宣告された余命を在宅で過ごす選択をされた方も対象となります。

易感染性状態への配慮

健康な人体には免疫力（侵入してくる病原性微生物を攻撃して自らを守る機能）が働きますが、高齢者や有病者、障害を有する患者さんのなかには、免疫力が低下して感染しやすい状態（易感染性状態）の方がいます。患者さんの家族や私たち医療従事者にとっては問題がなくても、免疫力が低下している患者さんには感染という甚大なダメージを生じる危険性があります[3]。

したがって、訪問する医療従事者は、日ごろの体調管理が重要です。風邪による咳や発熱などの症状がある場合は、患者さんを感染から守るためにも、訪問歯科診療の実施は避けるべきです。

Q2 A

過不足のない事前準備

訪問歯科診療においては、処置内容に合わせて器材を準備します。おもな移動手段は徒歩や自転車、電車、車です。時間効率を考えながら対応していくため、持参する器材などは、可能なかぎり軽量かつコンパクトになるように工夫します。また、処置内容ごとに不足がないように揃え、事前準備を整えることも大切です（図3）。

口腔ケアの際は、基本セット（ミラー、ピンセット、探針、プローブ）の他に鎌型スケーラーやキュレットを準備し、必要に応じて超音波スケーラーも持参します（図4）。鎌形スケーラーやキュレットなどのハンドインスツルメントは使用するとはかぎらないので、基本セットとは別のカセットに収納します。器材を収納しているカセットや超音波スケーラー用ハンドピース、バキュームチップなどは個別に包装し、滅菌しておきます（図5）。

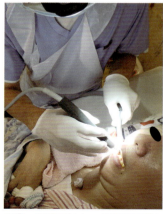

図❷ 脳梗塞によって気管切開をしている患者さんへの口腔ケア
（患者さんの許可を得て掲載）

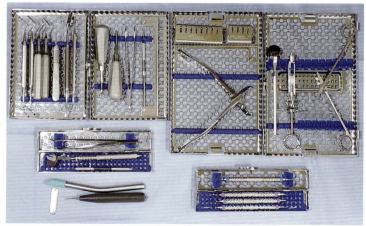

図❸ 訪問歯科診療で用いる器材例

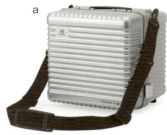
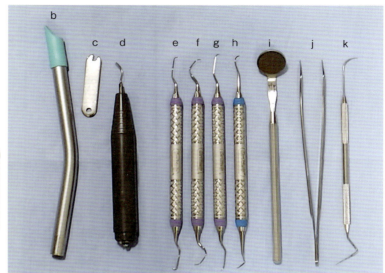

図❹ a〜k 口腔ケア用の器材
a：ポータキューブ（モリタ）
b：バキュームチップ ユニバーサル（YDM）
c：超音波スケーラー用レンチ（長田電機工業）
d：超音波スケーラーハンドピース（長田電機工業）
e：EE2グレーシーキュレットミニファイブスタンダード15/16（Hu-Friedy）
f：EE2グレーシーキュレットミニファイブスタンダード17/18（Hu-Friedy）
g：EE2グレーシーキュレットミニファイブスタンダード5/6（Hu-Friedy）
h：EE シックルスケーラー前歯用（Hu-Friedy）
i：ミラー HD 両面5（Hu-Friedy）
j：ピンセット コーク型18JSⅡ（Hu-Friedy）
k：エキスプロ3A/UNC15（Hu-Friedy）

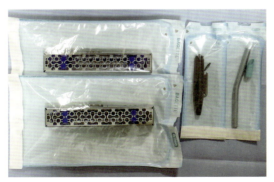

図❺ 口腔ケア用の器材は、個別に包装して滅菌しておく

【参考文献】
1）内閣府：平成28年版高齢社会白書．https://www8.cao.go.jp/kourei/whitepaper/w-2016/zenbun/28pdf_index.html（2019年10月16日 アクセス）
2）厚生労働省：平成28年 国民生活基礎調査．https://www.mhlw.go.jp/toukei/saikin/hw/k-tyosa/k-tyosa16/（2019年10月16日アクセス）
3）渡邉 誠，岩久正明（監著）：歯科衛生士のための高齢者歯科学．永末書店，京都，2005．

1 訪問歯科診療の準備

2 訪問先での注意点

東京都・馬見塚デンタルクリニック　歯科衛生士　**太田知歩**

　訪問歯科診療では、患者さんやその家族が日常生活を過ごしているプライベートな空間に医療従事者が訪問し、治療や口腔ケアを行います。したがって、医療従事者が感染源となる病原性微生物を外部から持ち込まないことが大切です。

　訪問歯科診療における感染予防対策は医療施設内と変わらず、治療や口腔ケアの前には手指衛生を行い（図1）、マスク、ゴーグル、グローブ、エプロンなどの個人防護具（PPE）を着用します（図2）。

　また、処置を行った場所で患者さんやその家族が安全に日常生活を送れるように、処置中や処置後の環境衛生にも配慮が必要です（図3）。

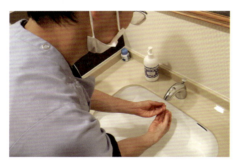

図❶　訪問先での手指衛生

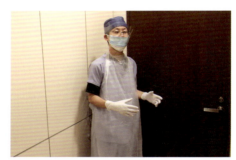

図❷　訪問先でも個人防護具（PPE）は着用する

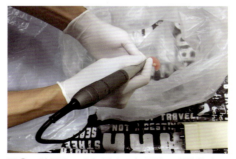

図❸　訪問先でも処置中や処置後の環境衛生に配慮する

Q1 訪問先での手指衛生の方法は？
訪問先ではどのように手指衛生を行うべきかを考えて、書き出してみましょう。

 Q2 訪問先で処置を行う場所に、どのような配慮が必要？
訪問先で処置を行うのは、ベッド上やリビングなど、患者さんやその家族の生活空間です。したがって、処置前後にどのような配慮が必要かを考えて、書き出してみましょう。

【処置前】

【処置後】

手指はさまざまなものに接触するため、多様な微生物が付着するといわれています[1]。訪問歯科診療においては、移動で使用する車や自転車のハンドル、電車のつり革など、多くの場所で手指が汚染される危険性があります。また、それらの微生物のみならず、医療従事者の手指には常在菌も存在します。したがって、適切な手指衛生を怠って治療や口腔ケアを行ってしまうと、患者さんはさまざまな感染のリスクに晒されます。

訪問先での手指衛生

訪問先に到着後、洗面所を借りて流水と石鹸による手洗いを行い、持参したペーパータオルで水分を拭き取ります。使用済みのペーパータオルなどは可能なかぎりコンパクトに収納して持ち帰ります。

それから器材を展開し、患者さんの体位を安定させ、バイタルサインを測定してから処置を行います。処置前には、擦式アルコール製剤（図4）を手のひらに取り、まんべんなく広げます。片方の手のひらの上で円を描くように指先に塗り、手の甲にも広げ、両手に擦り込みます。指の間は指をクロスさせながら擦り込み、親指は片方の手で包むようにします。最後に手首にも擦り込み、グローブを装着します。

世界保健機関（WHO）のガイドラインでは、医療現場のいろいろなタイミングにおける適切な手指衛生の方法が解説されており、処置後は擦式アルコール製剤を手のひらに取り、擦り込むことが推奨されています[3]。

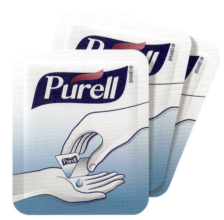 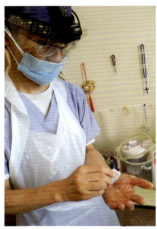

図❹ 擦式アルコール製剤（ピュレル シングルユース：ゴージョージャパン）による手指衛生。流水と石鹸による手洗いを要する場合以外は、擦式アルコール製剤を用いた手指消毒が推奨されている（参考文献[2]より引用改変）

訪問先で治療や口腔ケアを行うのは、ベッド上やリビングなど、患者さんやその家族が日常生活を過ごしている場所です。したがって、整頓された衛生的な環境の家庭もあれば、物で溢れて足の踏み場もなく、清掃も不十分な、衛生的な環境とはいい難い家庭もあります。

汚染拡大を防ぐための配慮

ベッド上で処置を行う際、体位を整えるためにベッド用のリモコンを使用することがあります（図5）。リモコンの操作は、処置前はグローブ装着前に、処置後はグローブを外して擦式アルコール製剤を手指に擦り込んだ後に行います。手指の汚染を防ぐのはもちろん、グローブをしたままリモコンを操作することで、環境を汚染しないように配慮します。また、グローブ装着後にあちこち触れずに済むように、器材はあらかじめ適切に展開してから処置を始めます。

処置後は切削片や血液・唾液が飛散して周囲を汚染している危険性があるため、可能なかぎり拭き取りを行います。拭き取りには診療室でも使用している環境除菌・洗浄剤を使用します（図6）。対象表面から15～20cmほど離してスプレーし、十分に濡れたことを確認してから適宜拭き取ります。

【参考文献】
1) 梅本俊夫, 他【編】：口腔微生物学：感染と免疫. 学建書院, 東京, 2006.
2) 大久保 憲（訳）, 小林寛伊（監訳）：医療現場における手指衛生のためのCDCガイドライン. メディカ出版, 大阪, 2003.
3) WHO：WHO Guideline on Hand Hygiene in Healthcare. https://www.who.int/gpsc/5may/tools/9789241597906/en/（2019年10月1日アクセス）

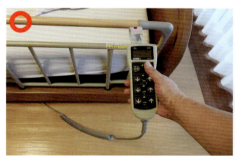
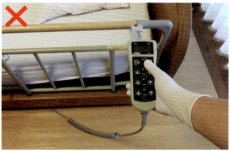

図❺　ベッド用リモコンの操作は、処置前はグローブ装着前に、処置後はグローブを外して擦式アルコール製剤を手指に擦り込んだ後に行う

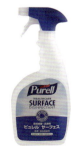
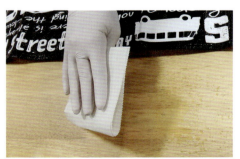

図❻　環境除菌・洗浄剤（ピュレル サーフェス：ゴージョージャパン）を用いた処置後の環境保全

3 訪問歯科診療時の器材の運搬と処理方法

東京都・馬見塚デンタルクリニック　歯科衛生士　**太田知歩**

　訪問歯科診療では、使用する器材をいかに損傷させず、滅菌状態を維持したまま運搬するかが重要です（図1）。また、使用済み器材を持ち帰る際は、汚染を拡大しないように運搬しなければなりません。さらに、持ち帰った器材は適切に処理して、次の訪問歯科診療の際にスムーズに準備して出発できるように整えておく必要があります。
　そのためには、ウォッシャーディスインフェクター（WD：図2）や滅菌器（図3）などを正しく使用し、器材の洗浄、消毒、滅菌、保管という再生処理を確実に行いましょう。

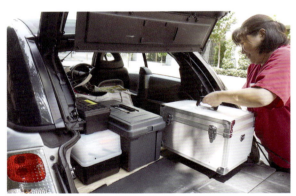

図❶　訪問歯科診療先へ持参する器材を車に積み込む

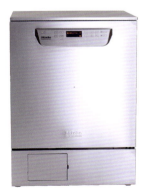

図❷　ウォッシャーディスインフェクター（ミーレジェットウォッシャー：ミーレ・ジャパン）

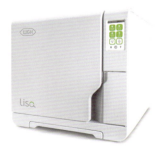

図❸　滅菌器（クラスBオートクレーブ リサ：白水貿易）

Q1 訪問歯科診療で用いる器材の運搬方法は？

使用前後の器材を安全に運搬するためには、コンテナへの収納が推奨されます。なぜ滅菌バッグのままや、その他の運搬方法では問題なのか、その理由を考えて書き出してみましょう。

Q2 訪問歯科診療で使用した器材の再生処理と保管の工夫は？

訪問歯科診療ではすぐに自施設に戻り、使用した器材を洗浄できない場合があります。そのようなときはどのようにすればよいでしょうか。また、次回の訪問歯科診療時にスムーズに準備を行うために、持参する滅菌物をどのように保管するとよいかを考えて、書き出してみましょう。

【すぐに自施設に戻れない場合の工夫】

【保管方法の工夫】

Q1 器材の運搬

訪問歯科診療で使用する器材のうち、滅菌が必要なものは洗浄後、滅菌バッグに包装してから滅菌・保管して、訪問歯科診療に出かける前にコンテナ（図4）に収納します。滅菌バッグに入れた器材をそのまま運搬すると、移動中に滅菌バッグが破れてしまうことがあります。それを防止するために、コンテナに収納します。

訪問先で器材を展開する際は、滅菌バッグをトレーの代わりになるように開きます（図5）。滅菌バッグ上に置くことにより、器材の清潔さを保てます。

使用した器材は直接コンテナに入れて持ち帰ります。ビニール袋やタッパーに入れてしまうと、袋が破けたり蓋が開いてしまうことなどが懸念され、医療安全の観点からも問題があります。コンテナに入れることによって蓋が確実にロックされ、感染の拡大を防げます。

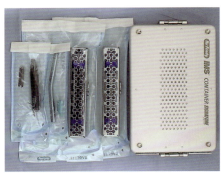
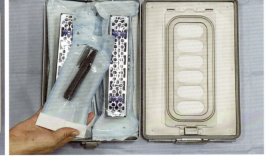

図❹　器材はコンテナに収納して運搬する

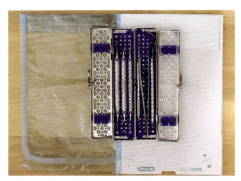

図❺　訪問先では、滅菌バッグ上で器材を展開し、清潔さを保つ

Q2 A 再生処理方法と保管時の注意点

訪問先から自施設に戻ったら、使用済み器材の再生処理を行います。訪問歯科診療で終日外出していると、使用直後に洗浄できません。おもな汚染物質であるタンパク質の凝固を防ぐために、使用済み器材をコンテナに入れる際には凝固遅延剤のスプレーを噴霧し、自施設に戻り次第、すみやかに洗浄します[1,2]。

洗浄は、ブラシなどを用いた用手洗浄か、WDによる機械洗浄（図6）を行います。洗浄後の器材は滅菌バッグで包装して滅菌し、次回使用時の準備を簡略化するために、自施設内で使用するものとは分けて保管します。当院では、その中の扉のついたボックスに訪問歯科診療に持参する滅菌物を保管しています（図7）。

滅菌物の保管は、床から20cm以上、天井から45cm以上離し、戸や蓋のついた棚（キャビネット）に保管するのが望ましいといわれています[3]。

【参考文献】
1）柏井伸子（編著），前田芳信（監）：増補改訂版 歯科医院の感染管理 常識非常識．クインテッセンス出版，東京，2016．
2）小林寛伊（編）：消毒と滅菌のガイドライン．へるす出版，東京，2015．
3）日本医療機器学会：医療現場における滅菌保証のガイドライン 2015．http://www.jsmi.gr.jp/wp-content/uploads/2015/07/Guideline2015ver3.pdf（2019年10月17日アクセス）

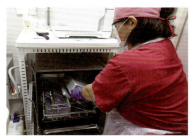
a：使用済みの器材を庫内に入れる

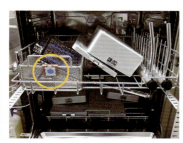
b：洗浄前（黄丸はインジケータ）

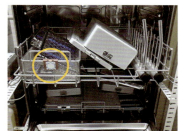
c：洗浄後（黄丸はインジケータ）

図6 a〜c WDによる器材の洗浄・消毒・乾燥。正常に稼働しているか否かをインジケータで評価することが重要

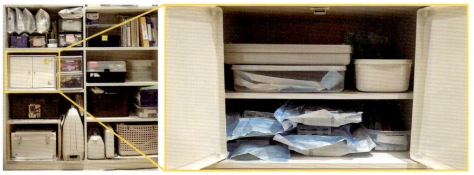
図7 訪問歯科診療で使用する器材などをまとめて置いている棚。滅菌物はその中の扉つきのボックスで保管している

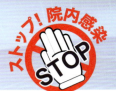

感染予防

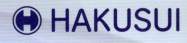

歯科医院の感染予防対策をサポートします！

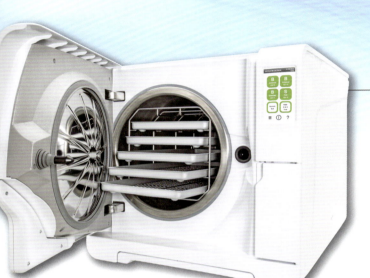

リサ滅菌で感染予防
クラスBオートクレーブ
リサ22L

エコドライプラス機能
被滅菌物の重量に応じて乾燥時間を自動的に調節

ファストサイクル機能
緊急時の滅菌に対応
（未包装のハンドピース0.6kgまで）

22ℓの大容量チャンバー
チャンバーサイズは従来機より30％アップ
しかも滅菌時間は約31分（2Kgの被滅菌物の場合）

EN規格適合
小型オートクレーブに関するEN規格
「EN13060」に適合

充実機能のクラスBオートクレーブ リサ

22ℓの大容量チャンバー
エコドライプラス機能
ファストサイクル機能搭載

医療機器認証番号 228ALBZX00008000 管理医療機器 特定保守管理医療機器

500ℓ/分の循環水量による強力な洗浄力！
ミーレ
ジェットウォッシャー

洗浄力
循環水量500ℓ/分と様々なモニタリング機能による確実な洗浄

充実の標準装備
軟水化装置、DOSモジュールを標準で内蔵装備

ハンドピース内部の洗浄・水分除去
PG8581：ハンドピース内部の洗浄と余熱乾燥機能
PG8591：ハンドピース内部の洗浄とホットエアーによる強制乾燥機能

ISO規格適合
ウォッシャーディスインフェクターに関するISO規格
「ISO15883/1」「ISO15883/2」に適合

ミーレジェットウォッシャーは2タイプ

PG8591
大容量タイプ
ドライプラス
（ホットエアー乾燥機能）

PG8581
大容量タイプ
エコドライ
（余熱乾燥機能）

製造販売届出番号 13B2X10362000016,13B2X10362000017 一般医療機器

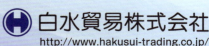

http://www.hakusui-trading.co.jp/

〒064-0824 札幌市中央区北4条西20丁目2番1号 Nord 420BLD1F ☎(011)616-5814
〒101-0052 東京都千代田区神田小川町1-11 千代田小川町クロスタ12F ☎(03)5217-4618
〒464-0075 名古屋市千種区内山3-10-17 今池セントラルビル2F ☎(052)733-1877
〒532-0033 大阪市淀川区新高1丁目1番15号 ☎(06)6396-4400
〒812-0013 福岡市博多区博多駅東2-18-30八重洲博多ビル5F ☎(092)432-4618

6章
感染管理にかかわる検証の必要性

● 日常臨床における疑問の検証

日常臨床における疑問の検証

東京都・ブローネマルク・オッセオインテグレイション・センター　歯科衛生士　**山口千緒里**

　日々の臨床で疑問に思ったり、他の方法を取り入れたほうが有利ではないかと考えたりすることがあると思います。疑問をそのままにせず、実際に検証を行って答えを導くことは、患者さんの利益にも繋がります。本項では、筆者が実際に行った検証について示します。

検証を行った理由

　インプラント治療においては、顎骨内に埋入されたインプラント体と骨がオッセオインテグレーション（光学顕微鏡レベルで骨とインプラント体表面が軟組織を介在せずに接触維持する様相：図1）[1,2]を示します。また、その状態を持続することで、患者さんはインプラントを長期にわたり安定して使用することが可能です。

　オッセオインテグレーション獲得のためには、インプラント体表面に患者さん自身の血液タンパクを付着させることが重要です（図2）。異種タンパクや微生物などの異物迷入は感染を惹起させ、オッセオインテグレーション獲得を阻害する危険性があります。よって、インプラント埋入手術で使用する器材には、異物残留がないように確実な洗浄と滅菌が求められます。

　また、インプラント埋入窩形成時には、埋入窩形成用ドリル（以下、ドリル）の表面に血液や組織片が付着します。直接介助者は、滅菌蒸留水で加湿した滅菌ガーゼ（以下、ガーゼ）でドリル表面の付着物を拭いますが、その際にドリル表面にガーゼの綿繊維の残留を認めることがあります（図3）。これに気づかず使用した場合、インプラント埋入窩内への異物迷入に繋がる危険性があります。使用する器材のなかでも、とくにドリルの取り扱いには細心の注意が必要です。

　インプラント埋入手術時の直接介助者には、手術介助のみならず、術前・術中・術後にわた

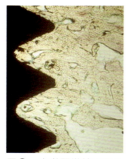

図❶　光学顕微鏡で見た骨とインプラント体表面がオッセオインテグレーションを示している状態（参考文献[2]より転載）

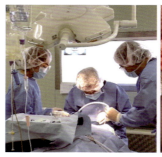

図❷　左：インプラント埋入手術、右：インプラント体埋入時、患者さん自身の血液タンパクが付着している様子

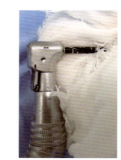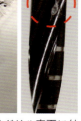

図❸　左：術中はドリル表面に付着した血液や組織片を滅菌蒸留水で加湿したガーゼで拭き取る。右：ドリルに綿繊維の残留を認める

Column 1

医療用マイクロファイバークロス（MFC）の特性[5]

①高ワイピング力：高い拭き取り能力
②低リント：繊維残留が少ない
③高内包力：一度拭き取った汚れは繊維内に取り込まれ、他に汚れ移り（転写）するおそれが低い
④高圧蒸気滅菌法を適応しても性質に影響を生じず、カットしても繊維片が出ない

　MFCは多様な医療用器材の拭掃に活用されており、乾式（ドライ）と比較して湿式（ウエット）のほうがより清掃効果が高いことも知られています。必要に応じて消毒薬を含浸させて使用しても、その性能・制菌性能は変化しないとされています（図4〜6）。

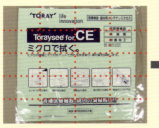
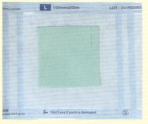
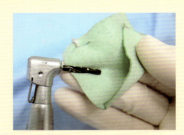

図❹　MFC（トレシー® for CE：東レ）をカットして滅菌　　図❺　MFCでドリルの拭き取り

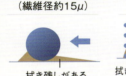
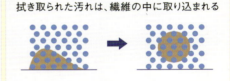

図❻　普通の繊維とMFCの超極細繊維の比較（東レより提供）

り器材の管理が求められます。インプラント埋入手術の安全性向上のために、前述の問題点を回避する方法はないかと考え、高い拭き取り能力と繊維残留の危険性が低いとされている医療用マイクロファイバークロス（以下、MFC：Column 1 参照）をガーゼの代用とすることを検討しました。

ガーゼとMFCの比較検証

　ドリルの拭き取りに、「滅菌蒸留水で加湿したガーゼ」と「滅菌蒸留水で加湿したMFC」のどちらが適しているのかを比較検証しました。臨床により近い状態を再現するために、使用する材料や方法について予備実験を行い、数値の信頼度を高めるために、同じ条件下で比較する方法を各数十回ずつ行いました。

1．実験手順

　室温を25℃に設定し、豚下顎骨に埋入窩形成を行い、ドリル表面に付着した組織片などをガーゼとMFCで拭き取り、比較検証しました。

1）直径2.85mmのツイストドリルを毎分800回転で、豚下顎骨に深さ15mmまで埋入窩

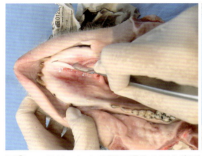
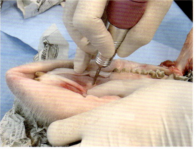
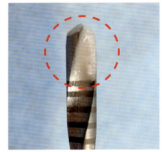

図❼a　ドリルによる豚下顎骨の埋入窩形成

図❼b　ドリル表面に付着した組織片など

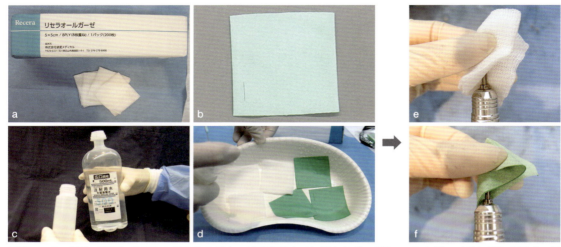

図❽a～f　ドリル表面に付着した組織片などを、滅菌蒸留水で加湿したガーゼとMFCを用いてそれぞれ2回ずつ拭き取りを行った。a：ガーゼ（リセラオールガーゼ：歯愛メディカル）、b：MFC（トレシー® for CE：東レ）、c：滅菌蒸留水（大塚蒸留水：大塚製薬）、d：滅菌蒸留水で加湿したガーゼ（左）とMFC（右）、e：ガーゼでの拭き取り、f：MFCでの拭き取り

形成を行いました（**図7**）。使用したドリルはすべて、あらかじめタンパク質分解酵素入りの中性酵素洗浄剤を用いた超音波洗浄後、ウォッシャーディスインフェクターによるダブル洗浄を行い、高圧蒸気滅菌を施しました。

2）ドリル表面に付着した組織片などを、滅菌蒸留水で加湿したガーゼとMFCを用いて、それぞれ2回ずつ拭き取りました（**図8**）。

3）コントロール（拭き取りを行わないもの）・ガーゼ・MFCを同じ条件で各50回行い、A3（ATP・ADP・AMP）法拭き取り検査（**Column 2参照**）により測定を行い、拭き取り後におけるドリル表面の汚れの残留状態を数値化して比較しました。

4）拭き取ったドリルと滅菌蒸留水0.5mLを容器に入れて軽く混和した後、試薬（A3サーフェース：キッコーマンバイオケミファ）で採取し、ルミテスターPD30（キッコーマンバイオケミファ）で測定しました（**図9**）。

5）拭き取り後のドリル表面の残留タンパクをアミドブラック10B（クリーンケミカル）を用いたアミドブラック染色により可視化し、拡大写真で比較を行いました（**図10**）。

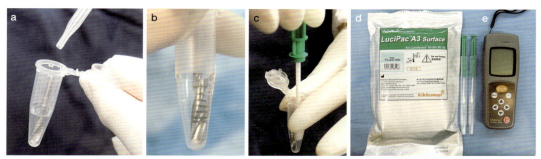

図❾ a〜e 拭き取ったドリルと滅菌蒸留水0.5mLを容器に入れ（a）、軽く混和した後（b）、試薬（c、d：A3サーフェース；キッコーマンバイオケミファ）で採取し、ルミテスターPD30（e：キッコーマンバイオケミファ）で測定

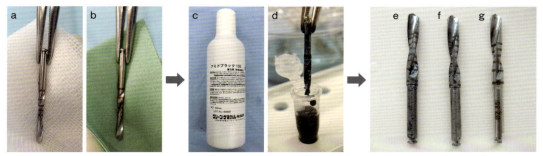

図❿ a〜g ガーゼ（a）とMFC（b）で、拭き取り後のドリル表面の残留タンパクをアミドブラック染色（c、d：アミドブラック10B；クリーンケミカル）により可視化し、拡大写真で比較を行った（e：コントロール、f：ガーゼでの拭き取り後、g：MFCでの拭き取り後）。青く染まっている部分が残留タンパク

Column 2

A3（ATP・ADP・AMP）法拭き取り検査[6]とは？

　A3法拭き取り検査の利点として、通常は目に見えない残留物や汚れを数値化して具体的にとらえ、比較しやすくなることが挙げられます。また、取り扱いが簡便であるため、一般の施設での使用が容易です。さらに、試薬で検体を採取後、10秒で結果が出ることも利点の１つです。
　ATP（Adenosine triphosphate：アデノシン三リン酸）は、あらゆる生物がもつエネルギー代謝に必須の物質です。ADP（Adenosine diphosphate：アデノシン二リン酸）およびAMP（Adenosine monophosphate：アデノシン一リン酸）は、加熱や発酵、酵素反応などによってATPが変化した物質です。ATP・ADP・AMPが存在することは、そこに生物あるいは生物の痕跡が存在する証拠であり、医療現場では、血液や体液、排泄物などのヒト由来の汚れの存在を意味します。これらの物質をホタルの発光反応を応用して測定し、光の強さで量の変化を測定します。
　測定値の単位にはRLU（Relative Light Unit）が用いられます。一般的に、手指衛生の基準は手洗い後の片手が2,000RLU以下、医療用器材では洗浄後の測定値が100RLU以下が推奨されます。拭き取り試薬は、対象物や測定機種によって適切なものを選択します。

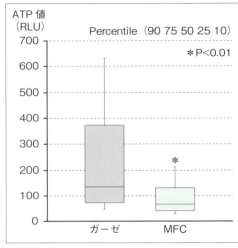

図⓫ 豚下顎骨を用いたドリル拭き取り比較の結果（n=50）。ボンフェローニ補正、マンホイットニー検定

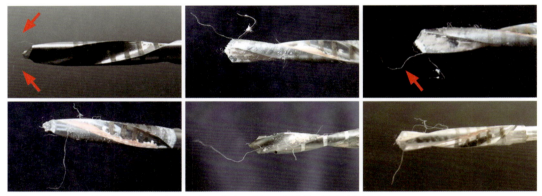

図⓬ ガーゼでの拭き取りでは50回中6回、ドリル表面に綿繊維の残留を認めた

Point アミドブラック染色とは、残留タンパクに接触すると色素が付着して青色を呈する試薬を用いて、汚れの残留を可視化する検査です。洗浄後の器材や洗浄器、洗剤の洗浄評価に用いられます[7]。

2．結果（図11、12）

ガーゼと比較してMFCは高い拭き取り能力を示しました。ガーゼでの拭き取りでは、ドリル表面に綿繊維が残留した回数が50回中6回であるのに対し、MFCでの拭き取りでは綿繊維の残留は認められませんでした。

3．考察

MFCは拭き取り後の転写の心配が少なく、ドリル表面に汚れの再付着を起こしにくいため、2回拭きが有効でした。これは実際の臨床でも同様であると考えられます。

また、豚下顎骨は骨質や脂肪量などの個体差、形成部位による差が生じ、拭き取り前の汚れの付着状態にバラつきが認められました。そのため、「同等の汚染状態のドリル」を用いてガーゼとMFCの拭き取りを比較する補足実験を行いました。

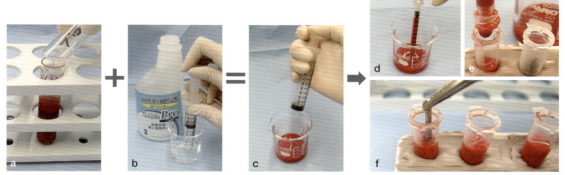

図⓭ ヘパリン添加羊血＋凝固剤（a）にタンパク質凝固防止剤（b：Sクリーン；クリーンケミカル）を加えて混合溶液（c）にする。混合溶液1mLを容器に入れ、その中に直径2mmのツイストドリルを室温で1分間浸漬させる（d～f）

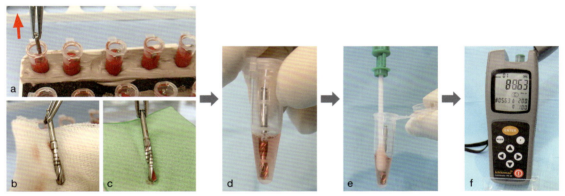

図⓮ 1分後、ドリルを引き上げ（a）、ガーゼ（b）とMFC（c）で各1回ずつ拭き取りを行う。コントロール、ガーゼ拭き取り、MFC拭き取りを各30回ずつ行い、前述の実験と同様の方法で、A3法拭き取り検査で測定を行う（d～f）

4．補足実験の手順

疑似汚染物には羊血を用いました。室温は前述の実験と同じく25℃に設定しました。

1) ヘパリン添加羊血5mLに、凝固剤（硫酸プロタミン）0.5mLとタンパク質凝固防止薬（Sクリーン：クリーンケミカル）5.5mLを混合した溶液を用いて、各1mLを容器に入れ、その中に直径2mmのツイストドリルを室温で1分間浸漬させました（図13）。
2) 1分後、ドリルを引き上げ、ガーゼとMFCで各1回ずつ拭き取りを行いました。コントロール、ガーゼでの拭き取り、MFCでの拭き取りを各30回ずつ行い、前述の実験と同様の方法で、A3法拭き取り検査で測定を行いました（図14）。

5．補足実験の結果と考察

同等の汚れを付着させたドリルを用いたガーゼとMFCの比較実験でも、MFCのほうがより高い拭き取り能力を示しました（図15）。また、MFCは適度に加湿させ、ドリル表面に密着させるように拭き取ることで、拭き取り効果が上がることがわかりました。

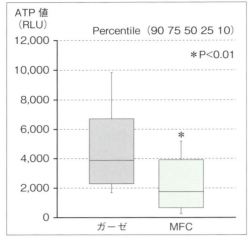

図⓯　羊血を用いたドリル拭き取り比較の結果（n=30）。ボンフェローニ補正、マンホイットニー検定

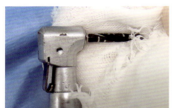
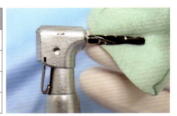

図⓰　結論。安全なインプラント埋入手術介助に、MFCの活用は有効である

 結論

インプラント埋入窩洞形成時のドリル表面の拭き取りにMFCを活用することは、その高い拭き取り効果と異物迷入防止の観点から、手術の安全性の向上に有効な方法と考えられます（図16）。

このように、日常の臨床で生じた疑問に対して実験・検証を行うことで、別の視点から手術時の介助方法を見つめ直すことができる貴重な経験となりました。

【参考文献】
1）日本口腔インプラント学会（編）：口腔インプラント学学術用語集 第3版. 医歯薬出版，東京，2014.
2）Elaine Williams: A matter of balance. Akademiförlaget, Göteborg, 1992.
3）日本医療機器学会：歯科用器材の再生処理 器材の性能を長期間維持するために 第4版.
4）柏井伸子（編著），前田芳信（監）：増補改訂版 歯科医院の感染管理 常識非常識. クインテッセンス出版，東京，2016.
5）東レ：Toraysee® for CE 製品紹介ページ. https://www.toraysee.toray/medical/（2019年10月21日アクセス）
6）キッコーマンバイオケミファ：ATPふき取り検査（A3法）. https://biochemifa.kikkoman.co.jp/kit/atpfuki/iryou/top/（2019年10月21日アクセス）
7）クリーンケミカル：アミドブラック10B カタログ. 感染予防システムチャート. http://www.cleanchemical.co.jp/（2019年10月31日アクセス）

いますぐはじめる！ やさしい感染管理

東京都・ブローネマルク・オッセオインテグレイション・センター
[監修] 小宮山彌太郎（歯科医師）・[著] 山口千緒里（歯科衛生士）

院長から受付まで、1冊ずつ備えることで効果倍増！

安心・安全な環境、時間も経費もエコと、いいことづくし！

つい後回しにしてしまう歯科医院での感染管理。いまや、どの医院においてもその徹底が求められており、時には患者さんから問われることも……。コストがかかり、面倒！と思われがちな感染管理は、正しく徹底することで、必要のない行為やムダな薬剤の排除による「経費削減」、そして安心・安全な歯科医院としての評判が「患者増」にも繋がるなど、実はメリットもりだくさんなのです。本書を活用して、いま！ すぐ！ はじめましょう！

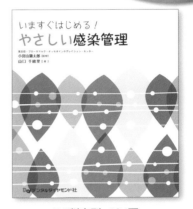

B5判変型・104頁
オールカラー
定価（本体3,500円＋税）

CONTENTS

- ◆ 高圧蒸気滅菌器
- ◆ インプラント埋入手術時の身支度
- ◆ インプラント埋入手術時の患者に対する術前ドレーピング
- ◆ 外科器具の洗浄、消毒、滅菌
- ◆ 一般的な歯科診療時の身支度
- ◆ その器具は洗浄？ 消毒？ 滅菌？
- ◆ 診療器材の洗浄、消毒、滅菌
- ◆ 歯科用ハンドピースのメインテナンス方法
- ◆ 訪問歯科診療時の感染管理
- ◆ おさらいチェックリスト＆データ　他

株式会社デンタルダイヤモンド社
〒113-0033　東京都文京区本郷3-2-15 新興ビル
TEL 03-6801-5810(代) / FAX 03-6801-5009
URL : https://www.dental-diamond.co.jp/

DHstyle 増刊号 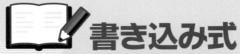書き込み式

歯科衛生士のための X線読影 のきほん

【編著】
村上 充
村上惠子
【著】
松島良次
鷹岡竜一
廣瀬理子
塚本佳子
池田育代

脱・"読めない"歯科衛生士の味方!

日常臨床で欠かせない資料の一つであるX線写真は、視診ではわからないあらゆる情報を提供してくれます。しかし、その情報をどこまでキャッチできるかは、読影する医療従事者の力量にかかっています。そこで、最低限身につけておきたいデンタルX線・パノラマX線の読影における"きほん"をまとめ、自ら学習できる本書を企画しました。若手歯科衛生士はもちろん、知識が曖昧で整理できていない中堅歯科衛生士、新人教育を担当するチーフや院長など、あらゆる目的で役立つ本書を、ぜひご活用ください。

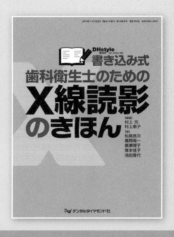

《B5判・140頁・オールカラー 本体3,200円+税》

CONTENTS

Introduction なぜ歯科衛生士業務にX線読影が必要か

1章 X線読影のきほん
- デンタルX線写真のきほん
- パノラマX線写真のきほん

2章 う蝕におけるX線読影のきほん 書き込み
- う蝕
- 二次う蝕
- 根面う蝕
- 根尖病巣

3章 歯周病におけるX線読影のきほん 書き込み
- 軽度歯周炎
- 中等度歯周炎
- 重度歯周炎 水平性骨欠損と垂直性骨欠損
- 根分岐部病変

4章 その他のX線読影 書き込み
- 過剰歯
- 歯根膜炎
- セメント質剥離
- 歯根破折
- インプラント
- 咬合異常・ブラキシズム
- パーフォレーション・器具破折

5章 症例
- 初診時からSPTに至るまでのX線写真の活用
- X線写真と歯科用CT画像の比較

株式会社 デンタルダイヤモンド社
〒113-0033 東京都文京区本郷3-2-15 新興ビル
TEL 03-6801-5810(代) / FAX 03-6801-5009
URL : https://www.dental-diamond.co.jp/

DHstyle 増刊号 Vol.12 No.157

書き込み式
歯科衛生士のための
インプラントのきほん

編著 | 柏井伸子
㈲ハグクリエイション
歯科衛生士
口腔科学修士

著 | 山口千緒里
東京都 歯科衛生士

入江悦子
埼玉県 歯科衛生士

はじめてでもわかる！　まずはこの1冊から！

インプラント治療はその有用性が広く認められ、欠損補綴の第一選択肢となることも珍しくはない時代になっています。そのインプラントが長く機能するためには、患者によるセルフケアと歯科衛生士によるプロフェッショナルケアによる適切なメインテナンスの継続が不可欠です。本書では、インプラント治療にかかわる基本中の基本を網羅し、初学者はもちろん、知識が曖昧で十分に整理できていない中級者も、そして育てる側のベテラン歯科衛生士や院長も活用できることをコンセプトとしています。

CONTENTS

第1章 インプラント治療の基礎知識
● インプラント治療の流れ　1回法と2回法　治療計画　適応症とその拡大方法　他

第2章 インプラント治療の前準備
● 口腔内環境の把握　全身状態の把握（服用薬の有無）　患者説明　他

第3章 インプラント手術当日の準備と介助
● 手術当日の流れ　手術当日の患者説明　器具・器材などの準備　他

第4章 インプラントの補綴処置
● 補綴処置の流れ　インプラント上部構造に用いられる材質　他

第5章 インプラントのメインテナンス
● メインテナンスの流れ　セルフケア　プロフェッショナルケア　他

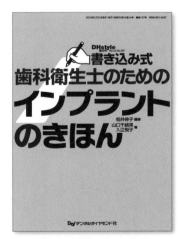

B5判・116頁・オールカラー
本体3,200円＋税

株式会社デンタルダイヤモンド社
〒113-0033　東京都文京区本郷3-2-15新興ビル
TEL 03-6801-5810(代) / FAX 03-6801-5009
URL : https://www.dental-diamond.co.jp/

編集委員略歴

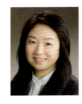

柏井伸子（かしわい のぶこ）

1979年	東京都歯科医師会附属歯科衛生士学校 卒業
1988年	ブローネマルクシステム（歯科用インプラント）サージカルアシスタントコース 修了
2003年	イギリス・ロンドンおよびスウェーデン・イエテボリにて4ヵ月間留学
2007年	東北大学大学院歯学研究科修士課程口腔生物学講座入学（感染管理専攻）
2009年	日本歯科大学東京短期大学非常勤講師
2011年	東北大学大学院歯学研究科修士課程口腔生物学講座卒業（口腔科学修士）
2013年	東北大学大学院歯学研究科博士課程口腔生物学講座入学
2015年	イタリア・ミラノにて3ヵ月間臨床研究

日本口腔インプラント学会認定専門歯科衛生士、日本医療機器学会認定第2種滅菌技士、上級救命技能認定、アメリカ心臓協会認定ヘルスケアプロバイダー、日本口腔感染症学会、日本手術医学会、European Association for Osseointegration Active Member 他

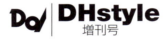
増刊号

書き込み式 歯科衛生士のための感染管理のきほん

発 行 日——2019年12月1日　通巻171号
編 ・ 著——柏井伸子　入江悦子　佐藤繭美　佐藤久美子
　　　　　　早川 幸　太田知歩　山口千緒里
発 行 人——濱野 優
発 行 所——株式会社デンタルダイヤモンド社
　　　　　〒113-0033
　　　　　東京都文京区本郷3-2-15　新興ビル
　　　　　TEL 03-6801-5810(代)　FAX 03-6801-5009
　　　　　https://www.dental-diamond.co.jp
　　　　　振替口座　00160-3-10768
印 刷 所——株式会社エス・ケイ・ジェイ

- 本書の複製権・翻訳権・上映権・譲渡権・公衆送信権（送信可能化権を含む）は㈱デンタルダイヤモンド社が保有します。
- JCOPY〈㈳出版者著作権管理機構 委託出版物〉
本誌の無断複写は著作権法上での例外を除き禁じられています。複写される場合は、そのつど事前に㈳出版者著作権管理機構（TEL:03-3513-6969、FAX:03-3513-6979、e-mail:info@jcopy.or.jp）の許諾を得てください。